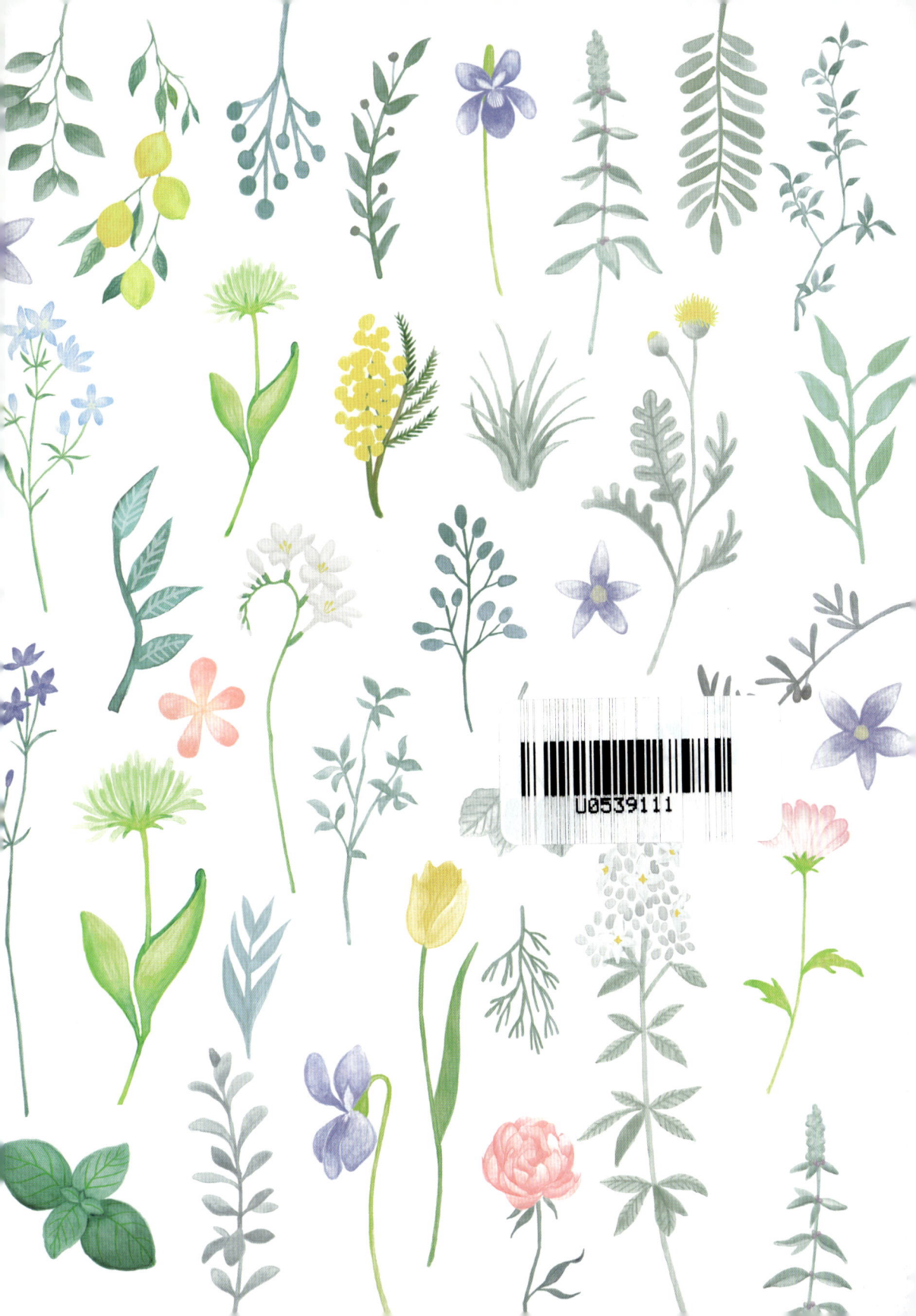

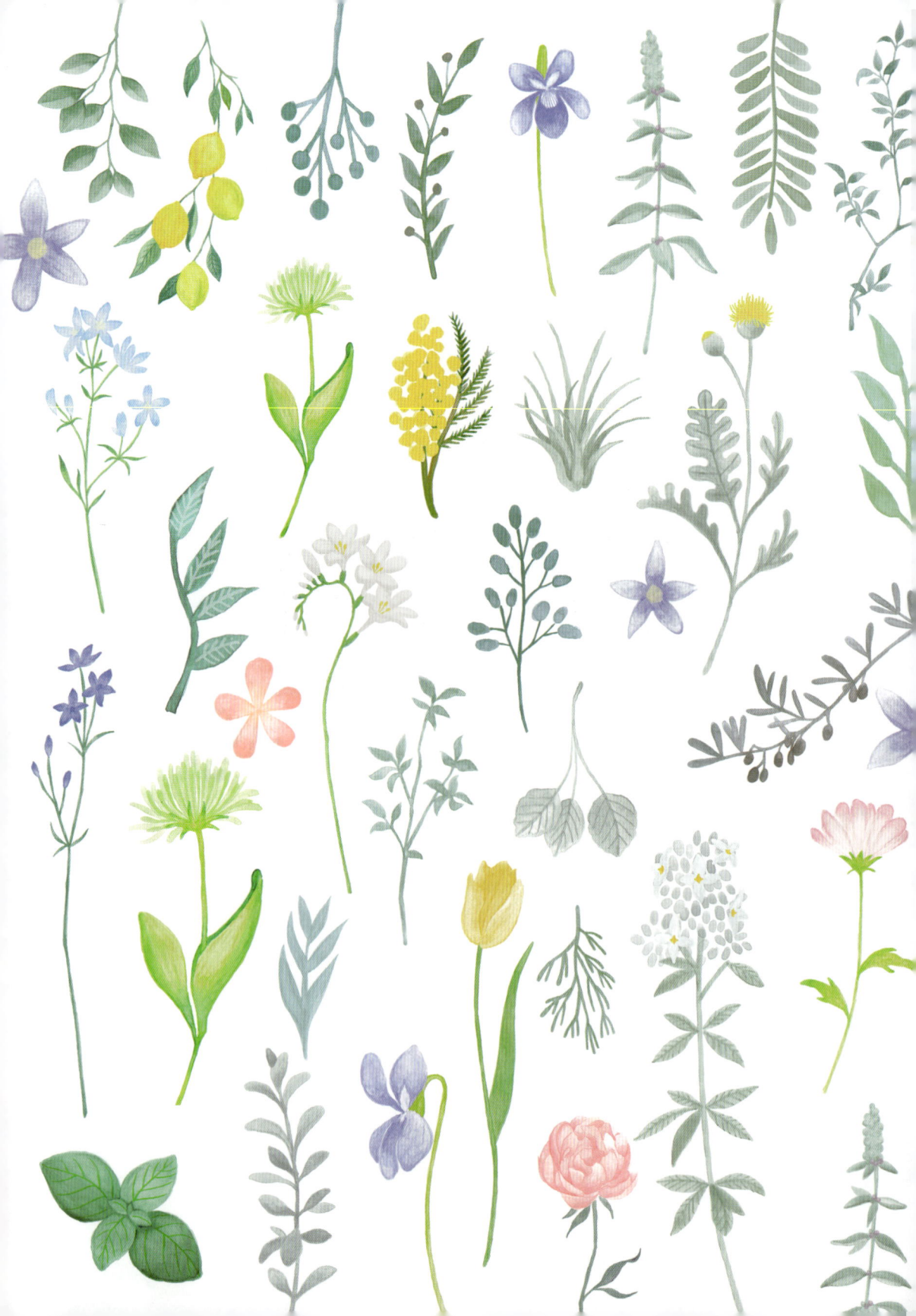

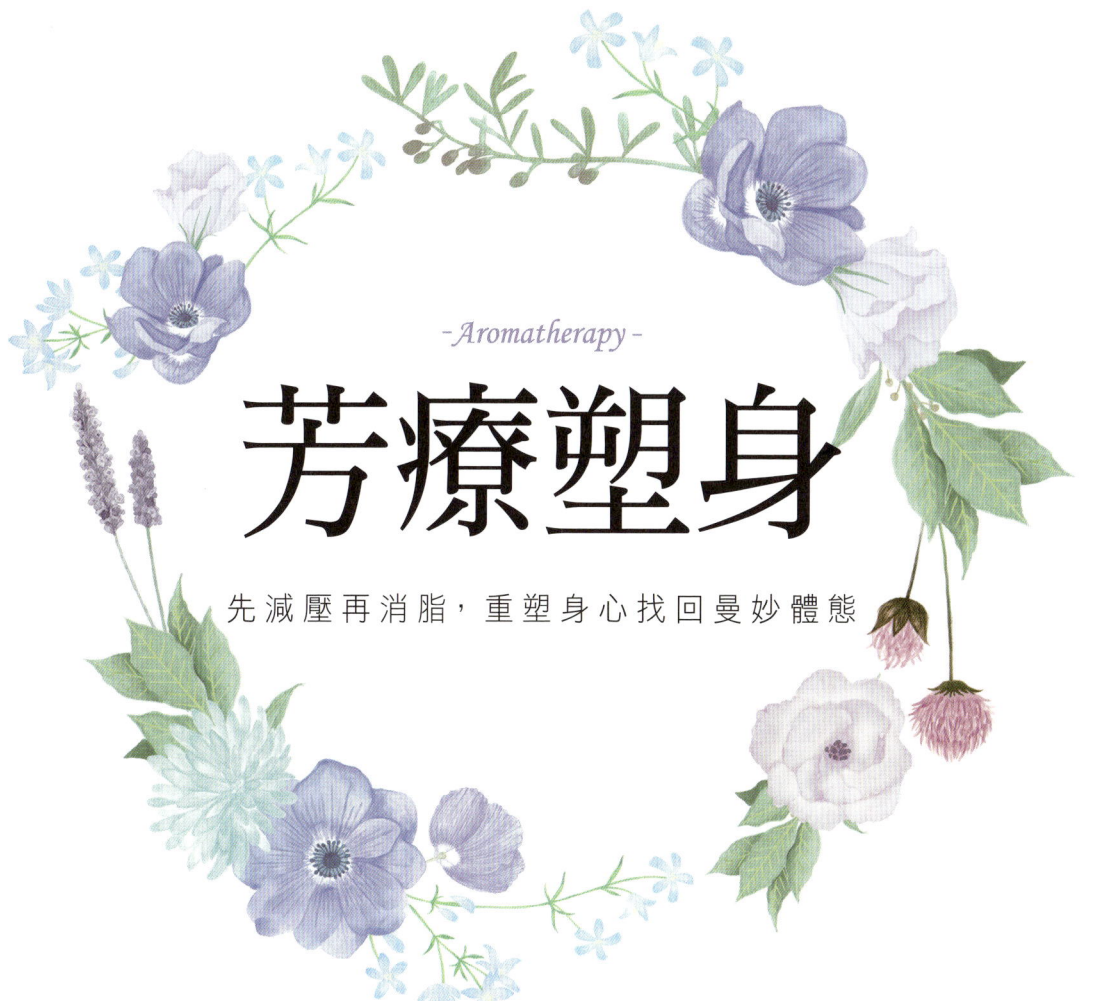

-Aromatherapy-

芳療塑身

先減壓再消脂,重塑身心找回曼妙體態

Contents

007　推薦序
008　作者序

Part 1・談塑身之前，先了解芳療

012　香氣療癒的演進
020　生活裡的香氣療癒

Part 2・芳療塑身漫談，認清脂肪真面目

028　人體脂肪從何而來？
036　脂肪積聚是因為身心過度緊繃
038　脂肪類型 1：馬鈴薯型
040　脂肪類型 2：蓮霧型
042　脂肪類型 3：西洋梨型
044　脂肪類型 4：蘿蔔型
046　脂肪類型 5：蘋果型
048　脂肪類型 6：茭白筍型
050　盲目減重不如提升基礎代謝率

Part 3・精油基礎認識與塑身使用

056　透過芳療，使人體機制重整回歸
058　芳療如何帶動身體感官甦醒
067　一滴精油的誕生
072　認識精油與調配介質
076　認識基礎油
078　甜杏仁油
079　荷荷芭油
080　葡萄籽油
081　玫瑰果油

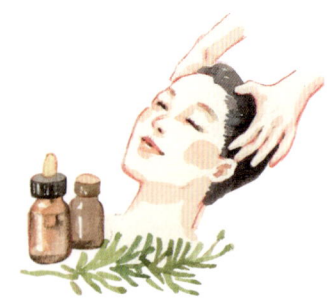

082	認識單方精油		091	維吉尼亞雪松
083	岩蘭草		092	黑胡椒
084	廣藿香		093	肉桂
085	玫瑰草		094	檸檬
086	快樂鼠尾草		095	胡椒薄荷
087	甜橙		096	樟腦迷迭香
088	波旁天竺葵		097	葡萄柚
089	大馬士革玫瑰		098	絲柏
090	薑			

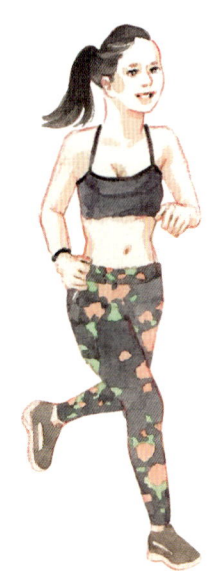

099	精油的新陳代謝與香氣調性
102	善用芳療，為身體啟動滋養與代謝
109	正確調配用油，輔助按摩塑身
116	用香氣溫柔撫觸呵護自己
123	簡單幾步驟！按按脂肪走
124	掰掰蘿蔔腿
124	掰掰大象腿
125	掰掰蝴蝶袖
126	掰掰小腹婆
127	掰掰下垂臀
128	掰掰肉肉臉

Part 4・暖心又塑身！日常芳療無所不在

- *134*　**第一階段：嗅聞香氛，減緩情緒壓力**
- *140*　空間香氛與保養蠟燭製作
　　　　[芳療小手作] 舒眠香氛溫油蠟

- *144*　**第二階段：提升循環代謝的居家運動與沐浴**
- *145*　入門版！靠牆深蹲
- *146*　進階版！一般深蹲訓練
- *147*　練核心！棒式訓練
- *148*　袪脂排水的沐浴鹽製作
- *152*　輔助代謝的香拓包製作
　　　　[芳療小手作] 植物香拓包

- *156*　**第三階段：香料香草飲食，消水又滋潤養護**
- *157*　把香氣加入每日飲食中
- *158*　消水助代謝的香草茶飲
- *159*　呵護女性、平撫情緒／玫瑰茶
- *160*　抗氧化、促代謝／蝶豆花茶
- *161*　消水袪腫／馬鞭草茶
- *162*　舒緩安神、助消化／羅馬洋甘菊茶
- *163*　養顏、軟脂消疲勞／甜菊葉茶
- *164*　提神、健胃消脹氣／薄荷葉茶
- *165*　滋潤、促循環的香料浸泡油製作
- *166*　濃厚聖約翰草浸泡油

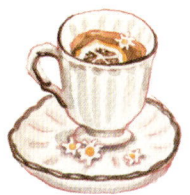

- *167*　**第四階段：優質好眠讓代謝穩定、趨退脂肪**
- *168*　紓壓安眠五步驟
- *172*　隨著輕柔音樂更好眠

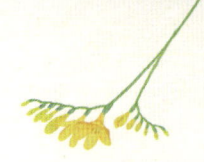
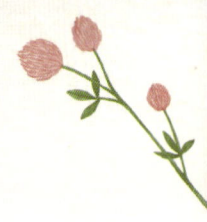

推薦序

芳療也是心理與身體的治療應用

雅文是我師大研究所的同班同學，她，開啟了我對精油世界的好奇，常在上課的開始，她會讓同學們自己選擇喜歡用的精油任意滴在我們的衣服、圍巾上，讓香氣盎然的芳香減緩我們上課或趕報告時的壓力。

我本身因為鼻子過敏，對於太香的味道容易打噴嚏，以前對精油的印象就是化學香精味，但專業的雅文老師在這個領域 20 多年，聞遍萬罐精油，每次看她的精油百寶箱，總讓我訝異到原來香味的世界是如此遼闊與聞後舒爽，尤其在第一次接觸到廣霍香深沉的味道，我被這個奇怪的味道嚇到，但多次接觸後卻深深地被它的穩定性而吸引，還進而投入學習精油的領域和考芳療師證照。之前在一門公共衛生教育的實習課程中，規劃本來是要解決兒童挑食與偏食的議題，但在這過程我發現到許多香味其實都來自於食物與辛香料，例如檸檬、薄荷、肉桂、薑等等，這些可以跟食農教育做結合，就此引發我大大的興趣，想將芳療學與營養做結合。

學習的路上才發現，在英國體系中已經大量蒐集芳療應用，再與分析精油化學分子後去做分類與適應症，目前最容易與顯著看到的效果就是紓解壓力。在診間多年的經驗裡，我們也會發現很多人變胖是源自各式各樣心理壓力，只是藉由吃來做安慰或是分散焦點，減重層面不只是飲食、運動的介入，心靈的穩定性也是很重要的。

芳療可以藉由調和精油應用在按摩中，促進血液循環，很多人因為少運動、久坐行為、流汗太少、飲食過鹹、缺乏微量營養素，導致循環不佳，藉由精油調理按摩能讓人明顯感受到自己的循環變好、消水腫。我從一個精油門外漢進到這芳香世界，如劉姥姥逛大觀園，感覺處處是驚奇，對於初學精油或想減重的朋友，非常建議您跟著雅文老師一起體驗這花花草草的世界並且實踐減重塑身目標喔！

榮新診所 & 兒童食育營養師
李婉萍

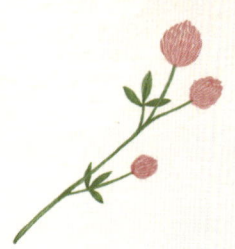

作者序

清晨,絲縷晨曦透過未閉合的捲簾烙上絲棉被角,空氣中彌漫著前一日曝曬過暖陽的氣息,也夾帶著昨夜那場滂沱大雨的清新。深吸一口,讓鼻腔胸腔瞬間充斥著這孕含泥土大地的馨香,心房溫度為之滋長伴隨著嘴角徐徐綻放,又是一個香氣縈繞的美好早晨。

浴室內殘留著昨晚孩子們浸泡的洋甘菊氣息,搓揉著甜橙萃取的幕斯,泡沫中好似多了份自來水的張力,那肉桂牙膏氣味、經過鼻腔嗅覺的傳遞提振了交感神經的甜味,伴隨腦海中蹦跳出兒時常咀嚼的肉桂口香糖紙記憶;總愛在梳洗過後噴灑輕覆上自己萃取的植物純露,甜美微酸又略帶花香的氣味即刻瀰漫著整個空間,激起了佇立在芳香萬壽菊花圃田間的錯覺,順著香氣環繞、索性簡單啟動了慣性與身體內外細胞的對話,關照審視著身心傳遞的訊號,一一細述著五臟六腑的律動與器官機能的步伐。

此刻的你好嗎?不妨緩下心來凝聽身體的旋律,透過呼吸的頻率感受體液的流淌,鬆動臂膀釋放筋骨肌肉的順暢。一起來學習與身體對話吧!依循人體運行的步履,探索細胞深層的渴望,佐以大自然的動力,織譜這充滿香氣繚繞的音符,勾勒出輕盈曼妙的嬉香樂章。

塑身芳療起源

這些年、芳療應用已全然進入生活,每當夏季來臨之際、周遭芳香好友們總開始著手於調製各式各類的減脂雕塑手作品。然而人體外貌環肥燕瘦,其實不關乎世俗的好惡,只在於自己對自身的喜好度,你喜歡什麼樣的自己呢?就外觀而言、外貌型態的呈現是有跡可循的,儘管打從授精剎那就已奠基了DNA基本的樣貌,然而後天成長的歷程,包括我們的生活作息、飲食文化、教育背景、成長模式、醫療歷史、情緒誘因、行為導向…等,皆共振堆砌構築了現今的模樣。

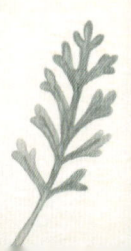

確切說來、人們外貌體態的展現，正代表著不同的生命萃煉，因此理當全面性就生理、習慣、心理層面加以探討，尋找生發源由。例如針對一下半身臃腫個案，於生理層面顯現的病徵表現，就得探究是否有現代女性常見的心臟瓣膜脫垂、循環不佳或腎臟機能失衡，或者內分泌失調等；而就生活及活動習慣來說，即得了解是否長時間久坐久站、長期穿著過緊塑身衣、飲食口味偏重鹹或水分攝取習慣不良等。另外、依芳療照護著重於情緒與心境探索而論，故就芳療心理層面來說，倘有那深藏無法宣洩而出的淚水、深層難以負荷的壓力、又或者是對於外界的不信任、進而對於自我的極盡保護，皆有可能導致人體的腫脹，只是在於全身或不同部位的呈現罷了。

因此、儘管主訴症狀為下半身臃腫，但如果不深探咎因，一味朝著大眾需要的消水腫或軟脂雕塑而行，那麼短時間的效果呈現勢必無法延長作用，也就不容易達到你所想要的目標了。

要知道人體是由眾多的細胞合併為組織、由眾多的組織共構為器官、再由眾多的器官鏈結出系統、當人體十大系統串連運行，使得成就出個人的架構，因此身體的任何部位出現病灶，受影響的絕不僅止是身體的某個部位而已，其致病源由也不會是那突顯於外的表徵，相信那只不過是顯露在外的冰山一角，唯有找出底層因素，才真得以協助人體真正獲得健康。由此可知療癒啟動並非單一路徑，應當全方位週全探究，抽絲剝繭探其所需，當身心狀況舒緩了、壓力釋放了，相信各種問題必將紓困、獲得改善。

其實想要什麼樣的自己不需大力向外探求，無論外貌長相或是體態，只要多加關照自身所需，開啟與細胞間的對話，即可確切啟動自癒本質。只因人體自癒與生俱在，當生命氣息出現失衡狀態，我們的身體會以主動的方式進行調整或改善，所以人體上的各種顯現，絕對其來有自，那應當是身體要點醒你的話語，此時不妨好好審視自己、趨緩生活的腳步囉！

黛田國際芳療學苑、青禾芳香按摩學苑 校長

鄭雅文 *Vivian*

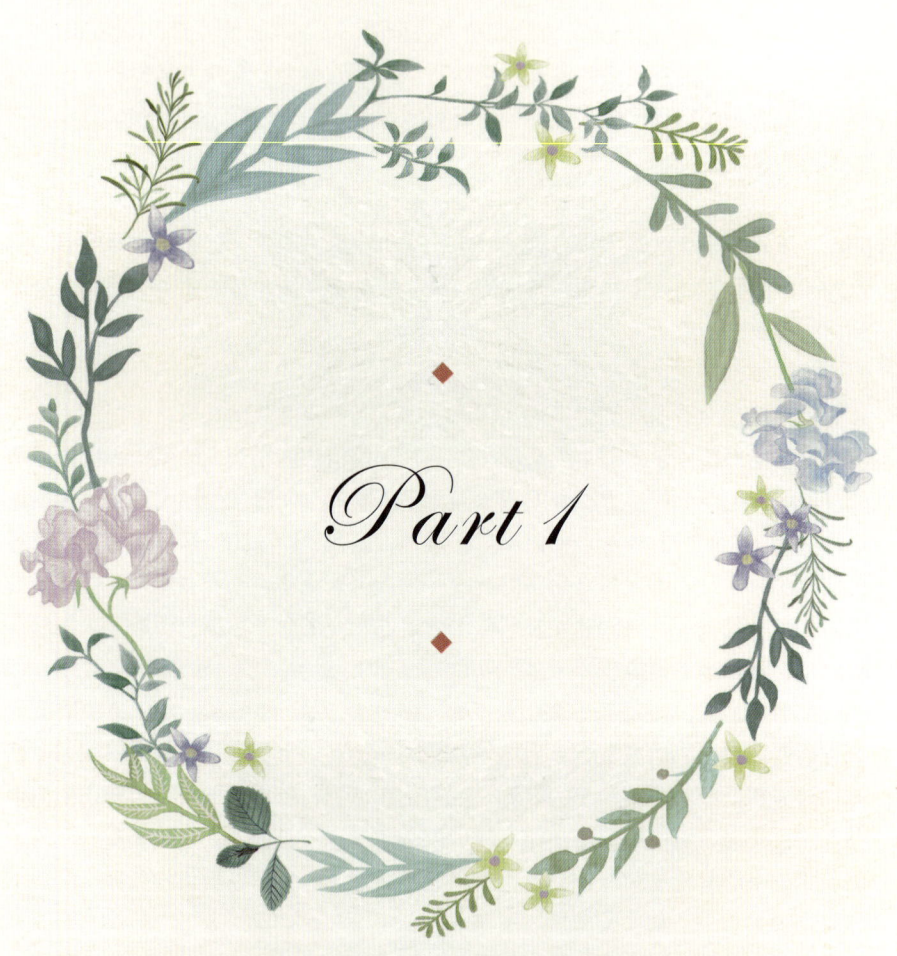

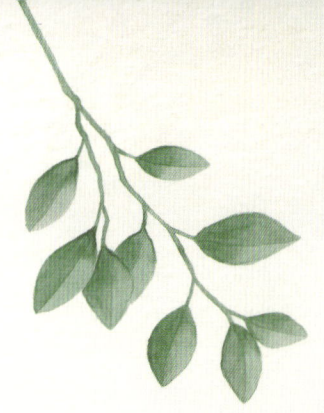

談塑身之前，先了解芳療

- 香氣療癒的演進
- 生活裡的香氣療癒

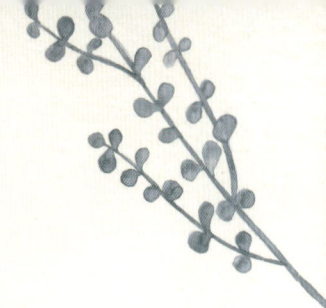

香氣療癒的演進

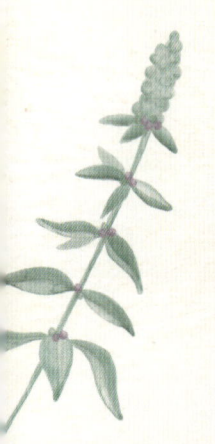
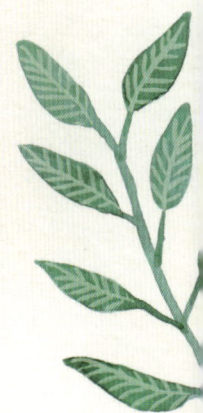

芳香療法是來自於大自然裡千千萬萬種的植物，歷經時間演化與地理環境的淬煉而有著各自的生命旅程，透過種籽、花朵、枝葉、根莖、木心⋯等，向世間散播揮灑著香氣並孕育延續美好的生命，人們再藉由採集植物而獲得身心靈的療癒力量。特別是在春暖花開之際，每當輕柔的春風吹動、撥撩起花開綠葉時，萬紫千紅的花兒彷彿一夜之間彩繪了大地，悄然中透露著生機，芳香中散播著費洛蒙獨特的訊息，剎時蝶類飛蛾忙著採擷同步授粉，孕育這大地的生殖繁衍，生命憑藉種籽的旅行，而開啟了嶄新的路途。

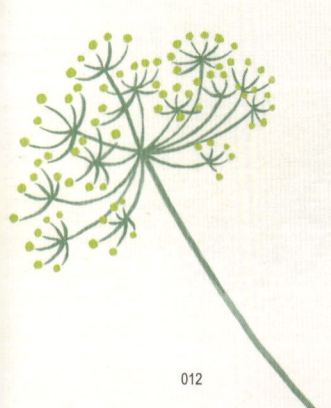
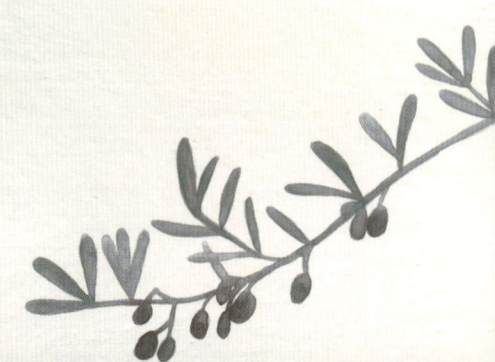

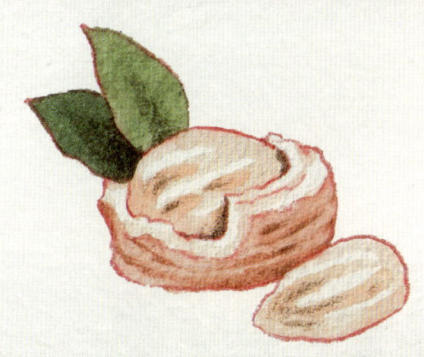

一般來說,果實類種籽多經由動物啃食後藉排泄傳播,若是較輕或具輔助翅膀的種籽則藉助風力,隨風搖曳飄盪至較遠的地方。而生長在海邊或河流邊的植物,則藉由水的力量,將生命延續至千里之外。有些種籽得以自力傳播,以迸裂彈跳之姿進行新生;又或者利用自身重力作用,讓種籽直接掉落、致葉柄垂降於地面而生生不息。

有了雨水的滋養與大地的灌溉,幼根不畏艱辛奮力地往下紮根,新芽同步初放恣意地朝著光源探頭,只待陽光、空氣、水及時間醞釀,根莖葉將持續茁壯,直至春風再次吹撫,春光乍暖妊紫嫣紅,生命又將再次邁入循環,以新生的孕育感謝潤澤著大地。

正因為大自然的演化瞬息萬變、生命脈絡交錯相依,所以人類與植物已然密不可分,隨著植物的拓展或遷徙,人們在採擷應用上亦越顯多樣性。千年前的人類不僅逐水而居,更仰賴植物的富饒而生存,人們將之納入日常食衣住行,依其種類特質應用於極致。他們以樹幹、木材建築家園,採花朵葉脈妝點彩繪家居,取蔬果、種籽果腹以維繫身體機能,植物之於人們已不單是生命的支持扶佐,更從植物身上看見生命的強韌並獲得莫大的驅動力量。

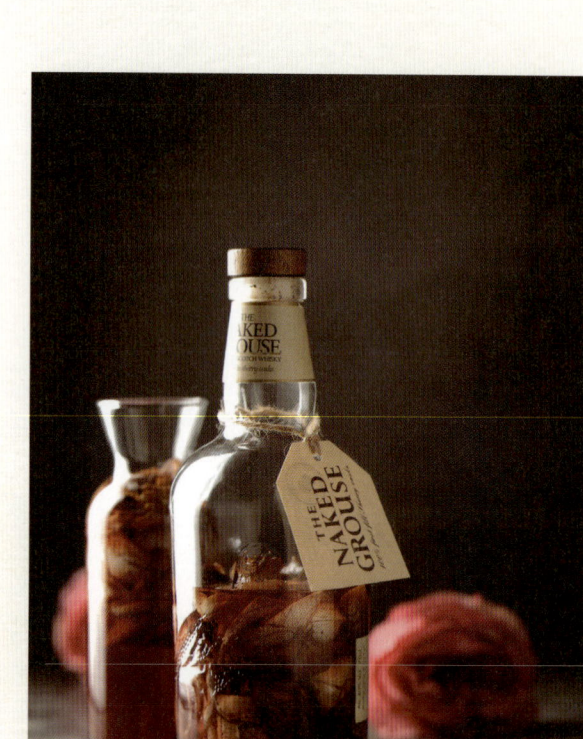

從古自今，人類享受著自然界賦予的無私，遠至古埃及、印度及中國悠久歷史，每每記載著植物療癒的眾多功能。然而，直至近代科學越趨發達，人們才得以在顯微鏡下發現植物的秘密，了解這些蘊藏在植物不同部位的揮發物質（也就是精油）潛藏著莫大的保衛機制。人們為了擷取植物的防禦特質，運用各種萃取方式取得這些深具療癒揮發性的精油分子，並結合各種揮發或非揮發性物質，例如植物油、脂類、酊劑…等介質，利用按摩、吸嗅、淨泡、濕敷、薰香…等療癒方式，協助人們施以植物般的周全防禦，藉由植物香氣、引領開拓人體感官並啟動人體回歸最初的純粹。

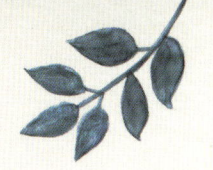

古埃及就有的 Kyphi 香氛療法

大自然裡的香氣不僅止是香氣而已，伴隨著人類的演進，其實已在時間的恆流裡交織出眾多的傳奇與印證。早在西元前 6000 年的古埃及文明，人們已經開始利用香草植物來治療各種身心疾病。直至西元前 4500 年、埃及人為了祈天祭祀，摘取各種植物煉製，以乳香、沒藥、肉桂、穗甘松、菖蒲、雪松…等作為祭典的獻禮、藥材、甚至用以保存屍體。

西元 2200 年前，Kyphi 香氛於此地盛行，是埃及艷后每日臨睡前的必備香品。對埃及人來說、點燃焚香是他們每日例行的儀式，也是埃及人對於香味的禮讚；清晨通常以乳香揭開序幕，白晝十分點燃沒藥以助諸事平順，晚間便沉浸於 Kyphi 的絕妙香氛以獲得身心安頓。

Kyphi 香氛給人一種溫暖美好的感受，猶如繽紛且層次豐富的花海，傳遞溫暖、香甜、辛辣與幸福的感官知覺；其配方在民間一座荒廢的古寺，於斑裂剝落的壁層中裸露現身，以野生與有機草本為主要素材，成分包含紅酒、蜂蜜、番紅花、檀香、乳香、沒藥、晚香玉、薑根、玫瑰花瓣、檸檬草、荳蔻…等，其味覺溫潤豐富、總讓人頓時感受溫暖擁抱，身心得以歇下放鬆。

除此，埃及人更相信 Kyphi 對於消逝殆盡的性慾，也有助長複燃的功效，因此常被用於伴侶們當成夜間燃香的首選。Kyphi 不僅只是香氛、它也是一種防腐劑、香油及止痛劑。

埃及人對植物的認知與應用影響了整個中東遍及地中海；當時強盛富有的巴比倫帝國，總在建造莊嚴寺廟時，以香水混和沙漿雕塑出石塊來堆疊建造，這等技術傳至阿拉伯亦造就清真寺建造工法的進階。而後、所羅門王於西元前 960 年完成在耶路撒冷以松木及香氛石塊所建造的雄偉廟宇。

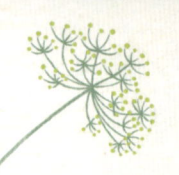

自古以來，世界各地都有植物療癒的足跡

不僅古埃及人，印度-亞利安人傳遞『吠陀經』發展出古印度文明，也集結了印度本土藥草及香草植材，倡導對植物的祈禱文，並依循阿育吠陀（Ayurveda）之整體醫療概念，廣泛應用於修行理療、靈性加持、瑜珈、冥想…等，並結合熱油運用於按摩療癒，作為醫療運用。

而在早期的中國，在人類懂得生火之前，什麼野獸魚蟲都得生吞活吃，因此容易生病。隨手採摘野果充飢，都得冒著莫大的風險；不幸吃到有毒的植物，輕則腹痛腹瀉，重則毒發死亡。幸有神農氏嚐百草，成就了東方醫學的智慧源頭。並於2700多年前出現藥用植物經典《黃帝內經》，當中最著名的《本草綱目》亦著兩千多種藥用植物，奠定中國古代醫學基礎，並流傳至西方。今天我們常用的市售白花油和各式藥油亦均含有植物精華油成分。

羅馬人延續希臘的總總醫學知識，並廣泛運用在衛生、醫療、美容SPA及澡堂文化之中，讓整個城市充斥著香膏、香粉、香丸、香精，以及各式療癒按摩油脂的香氛氣息。在東西貿易開通之後，羅馬人開始從東印度以及阿拉伯等地進口新品種的芳香植物產品，讓香味種類大大的躍進。

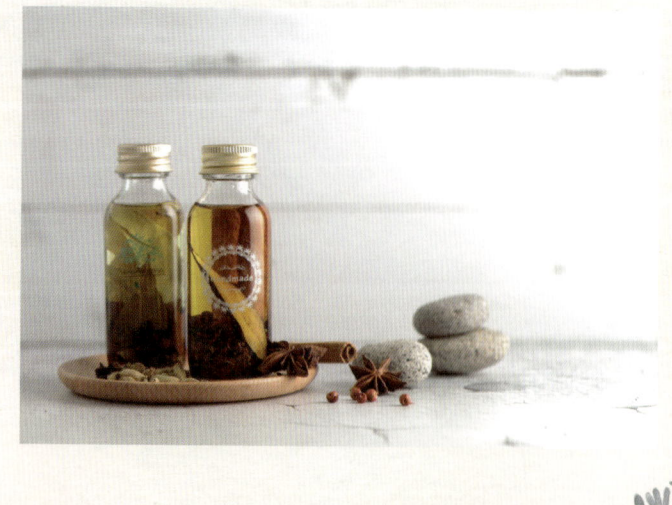

在歐洲中世紀黑死病蔓延的時代，人們發現點燃精油製成的蠟燭，或在身上佩帶香藥草、使用植物薰香，皆能抑制病毒的擴散，同時掩蓋時代環境的異味；當時最足以著稱的方式是以丁香及其他芳香藥草做成香丸，用以預防瘟疫的感染。

隨著 12 世紀十字軍東征的傳播，戰後返鄉的戰士將中東所聞所見的種種帶回歐洲大陸，囊括藝術、科學、文藝、音樂、農事、醫藥（煉金術）等，其中、煉金術中的新興科學概論，讓歐洲大陸的人們十分著迷，蒸餾技術亦大大提升；人們開始在家中自製蒸餾的香草，讓大自然界的植物與人類的生活更貼近了，展開一連串植物應用的新紀元。

與醫療結合，全面開拓植物香氣的療癒性

在眾多研究植物的專家中，有一位「改變精油市場的天才」，名字是阿比西納（Avincenna），這位醫生擁有 450 本以上的著作，當他發明了第一支裝置於蒸餾鍋爐與凝聚桶之間的冷凝器後，大大地改變了古式蒸餾器的結構，將蒸餾工藝發展到極致，也讓精油工業邁向全新里程。

在 18 世紀的歐洲，當時的啟蒙運動是歐洲藥草的全盛時期，那時期的醫療仍全然使用植物萃取的精油，直至 18 世紀末才廣泛將實驗化學應用在藥學上，合成藥物因此取代了天然藥草，植物療法從此被視為另類醫療，而從主流醫學退下。

然而，時至今日，憑藉植物自然特性以達到身心靈保健功效的芳香療法，已被正統醫療及自然醫學所認可，含括英國、美國、法國、德國、瑞士、澳洲、日本等國，早已大力將芳香療法推廣於生活理療，並已累積無數的臨床驗證。隨各國風土民情廣泛使用在醫療院所、居家照護、沙龍 SPA、學術單位研究、民生用品定香、飲食療癒味覺的饗宴…等。依其群體背景不同，芳療可細分為「醫學芳療」、「學術芳療」、「美學 SPA 芳療」、「民生應用芳療」這幾塊。無論是何種定位，芳療所使用的大自然精萃，仍需藉由調劑配製、再以不影響人體健康機制的合宜方式施行。

藉由「吸嗅」能調整情緒和穩定神經中樞、以「按摩」重拾皮膚體表感觸與感覺神經作用、用精油調製「塗敷」加速或緩解人體機能運行、以「浸泡」協助提振或改善人體血循流暢並維繫恆定調節速度。總總印證，證明了植物精油的力量，亦將芳香療法推動至嶄新的療癒新紀元。

若以現在的我們來看，芳香療法已全然融入生活，舉凡日常生活用品，如清潔品（牙膏、肥皂、洗髮精、居家清潔噴霧…等），保養品（乳液、面霜、防曬），烹飪（純露、香料、花草茶飲），薰香（香水、擴香、香氛噴霧），衛生防護（殺菌、修護），日常保健（漱口油、止痛劑）…等，皆可見到植物精萃或是精油添加，除了增添香氣繚繞氛圍外，更替代舊有合成香料，讓香氣更顯自然純粹。

本書中提出的療癒方針，除了定點式局部照護，更就全面性調理整合來奠基身心應有狀態，例如芳療塑身就是一類。即是以芳療生活型態為基準，施以芳療塑身效能，調整生理心靈狀態回歸應有和諧，當新陳代謝回歸正常了，人體的每個系統皆得以平衡運作，又怎會有多餘的囤積或負擔呢？請用輕鬆的心情，運用書中的芳香療法輔助你更了解自己的身體、進而追求最適合的身心體態吧。

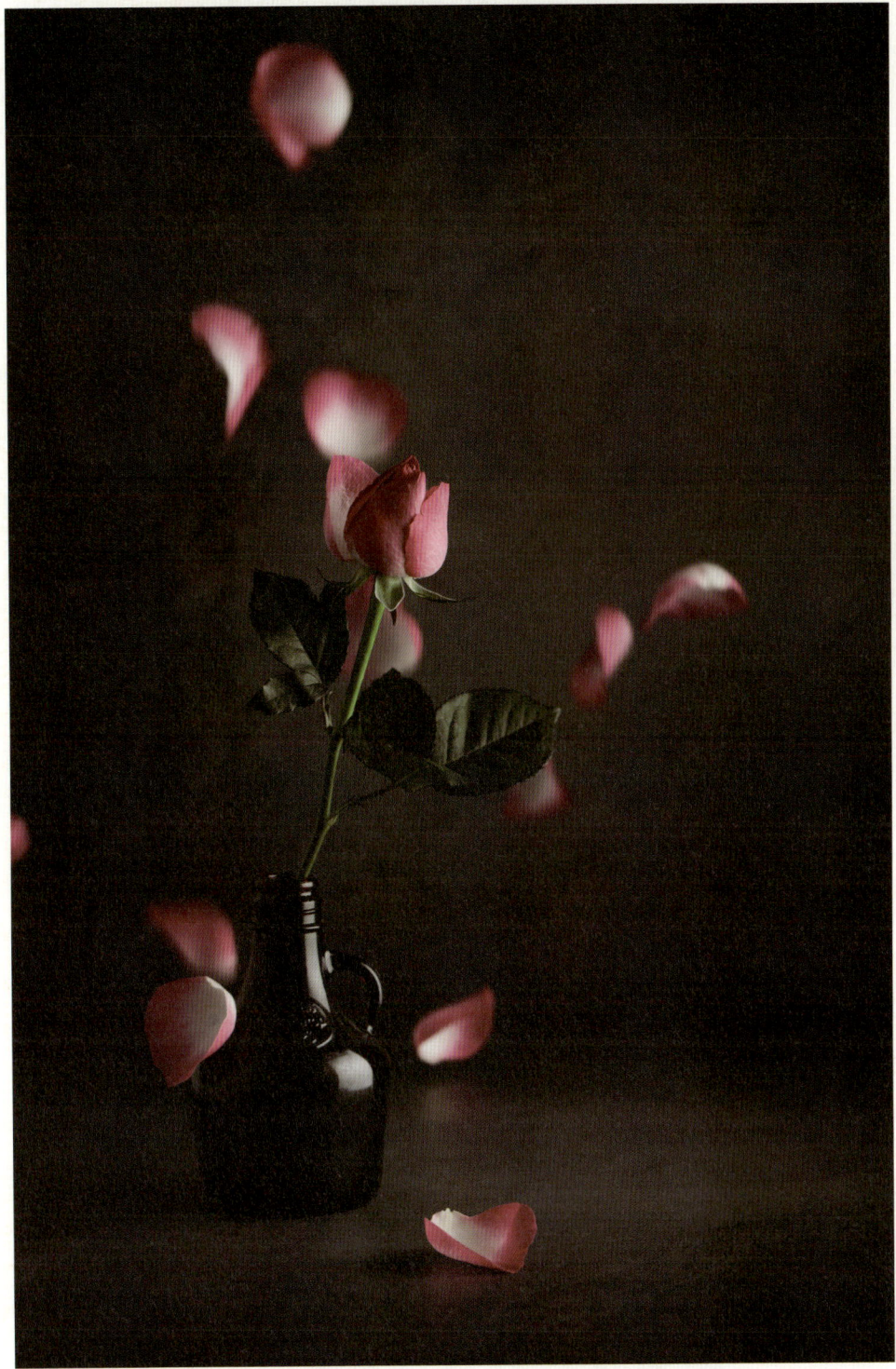

Part 1 談塑身之前，先了解芳療

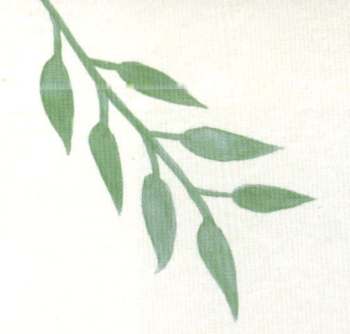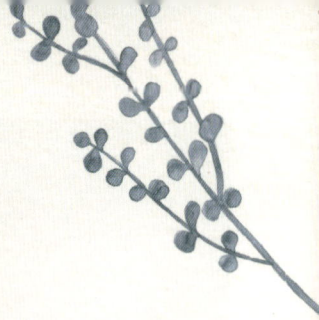

生活裡的香氣療癒

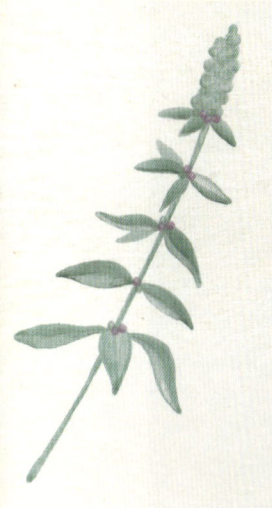

你可曾親手覆上土壤種下植栽、手中留下大地泥土的馨香?可曾在剝除甜橙或橘子後、微笑嗅聞那手指間酸甜的氣息?可曾在品嚐餐點時、發現迷迭香與玫瑰蹤跡,可曾深深吸嗅那衣物曝曬後所帶來溫暖陽光的氣息呢?

談精油使用之前,如果能慢下腳步觀察,你會發現各式香氣瀰漫在我們週遭,它們也具有療癒的效果。若伴隨著日常生活的晨起朝落,可以依食、衣、住、行區分,或以喜、怒、哀、樂辨別。讓我們一起展開嗅覺情境的感官之旅,藉由記憶的時光寶盒,回憶並找尋當下最需要的絲縷氣息吧!

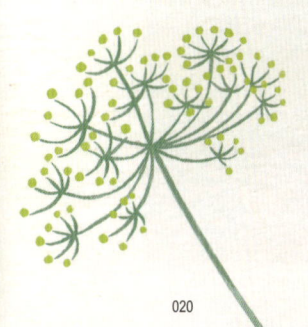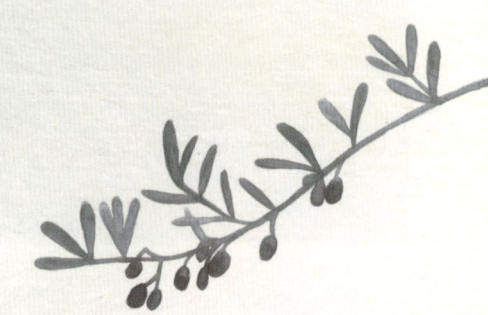

食的氣味…

食物的滋味不僅止在於舌尖味蕾,亦含括觸覺及嗅覺。你是否有相同的經驗,當你因感冒鼻塞而暫時失去嗅覺的時候,會覺得食之無味、而減略了用餐的興緻?在孩提時期,是否曾有讓你難以下嚥、大人們卻將之統稱為偏食的氣味呢?

其實食的機轉必需三方共構,結合味覺、嗅覺及口腔觸覺,始得統整左右食的滋味。話說英國BBC電台就曾錄製一段影片,對象為當地學院的大學生,每位參與者必須在眼睛緊閉且捏緊鼻子的狀態,開口品嚐主持人遞上的不明物,入口的剎那,只聽到:粉粉的、刺刺的、辣辣的,但就是沒有一位能夠確切地說出正確的名稱。當主持人要求大學生們鬆開捏住鼻子的手時,大夥兒不約而同驚呼著:肉桂!是肉桂!是呀!儘管是氣味如此鮮明強烈的肉桂,當欠缺了鼻腔嗅覺的輔助,竟也難以辨別而出來,由此可知嗅覺和味覺的關係緊密。

衣的氣味…

衣物的香氣或許鮮少人論及,然而,衣物洗滌過後所殘留的氣息卻是兒時難忘的回憶,衣物面料總有各別專屬的氣味,當混合了洗衣粉的味道,就又別有一番風味。比方,棉料柔軟纖細、最容易夾帶絲縷洗滌香氣;麻料在洗滌過後、總還夾雜著細微的稻草馨香;皮毛面料蘊含原始動物氣息、狂野風味混雜洗潔氣味總交織出獨特的混搭氣息;而尼龍氣味獨特強悍、決不容潔淨香氛滲透、堅持保有尼龍本色。然時至盛夏艷陽天,所有的氣味都將投誠,只剩陽光曝曬後那特有的炙熱氣息,縷縷奔騰揮灑著溫潤暖意。

住的氣味…

住宅的氣味多與居住者的生活息息相關，猶記得兒時隨媽媽回到新竹外婆家，初踏入門檻總有一股專屬於外婆家的味道，是啦！是外婆的那鍋滷肉，等著填補遠嫁他鄉那對於親情的想念；端坐沙發，那獨特的鐵鏽氣息總不知不覺地慣穿鼻腔，敲打著憑判氣味的海馬迴，那是外婆家裡用來填補時光的燈泡代工，就是聖誕時節用來裝飾纏繞的線狀燈泡，燈絲的氣味混攪著鐵線的氣息，對當時的我而言，可是再好玩不過的遊戲哪！依循著紅、綠、藍三色燈泡順序安插入線樣底座，每當完成一條，外婆總讓我插上插座做測試，當線圈一通電、不僅眼前色塊閃耀，那線圈過電的氣味即揮散而出，好似張揚吶喊著新生的喜悅。

行的氣味…

行的氣味最為詭譎，你可想像在人潮擁擠的捷運車站，一位穿著淺藍套裝柔美的 OL 迎面而來，在擦身而過的剎那，該是什麼樣的氣味掠入鼻腔？是清晨洗滌用品的清香，還是噴灑塗抹於髮梢的優雅花香？特地妝點鋪上的薄妝馨香？或是短暫駐留的早餐店氣息呢？

特別是捷運車廂裡的人潮熙熙攘攘，透過氣味辨別得以猜測每一位旅客的前一個佇足的地方。車廂靠站開門聲響起，一股不算淡薄的市場氣息隨風而來，帶著葉菜與蘿蔔的氣味，只見一位雙手掛滿塑膠提袋的阿姨疾行進入，搶坐在距離我不遠之處，這會兒空氣當中又多夾帶了絲微的魚蝦氣息。起身讓位給一位約莫 70 好幾的奶奶，扶她就坐的同時、鼻腔吸嗅到的是一股濃烈的醫院氣味，不經意看到袋中的藥袋，便得知氣味的由來。

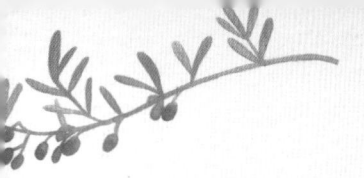

開拓日常中的嗅覺練習，找出專屬於己的氣味，探索什麼樣的氣息能夠讓你感受到心安、撫平心緒起伏，能夠驅逐陰霾、帶來一片暖陽，得以構足希望、退祛無謂的擔憂及恐懼。總總攸關心念起伏的氣味，不僅只在於家居食衣住行，更得探究於年度四季。

綻放於四季裡的香氣

縷縷馨香總在不同的部位與季節綻放，不僅妝點了大地的美麗，更推衍了生命的脈動。香氣本質在植物本體是為了保護植株生長、得以驅逐動物啃咬，而花朵瀰漫在空氣中的清香，卻是為了宴請蝶兒飛蛾前來吸食花蜜協助授粉、以利繁衍後代。植物的生命充滿了堅韌，香氣卻讓總人流連不已。

我喜歡在初春鬆動土壤，種下混摻不知名的種籽放置在窗台，隨手沏杯薄荷甘草，讓清涼帶甜的茶液緩緩地流淌於舌尖，心思千縷、猜想著數週後窗台的景象，也許會是一片嫣紅、還是五彩炫麗，或者綠意盎然，這等未知、有時反倒充滿期待與幻想。

當春風微溫，吹撫著絲絲暖意，空氣裡瀰漫著的杏桃花香正逐漸覆蓋那乍暖還寒的節氣。春天的氣味瀰漫新生，除了擁有豐碩富饒之意，亦夾帶變遷與不安定的氣息。一月梅花、二月櫻、三月海芋、四月油桐，不妨放慢腳步置身花海，感受繁花似錦、春意盎然的絢麗，尋找新芽初綻、萬物復甦的跡象，親身迎接春季的到來。

時至盛夏，何不帶著簡易行囊，奔向那寬闊的草原、輕撫那波浪搖曳的花毯。靜佇其中、貪婪吸嗅那被陽光烘烤過後的草香，花兒總是迎風招手隨風盪漾、吹撫出一陣陣漣漪清香。

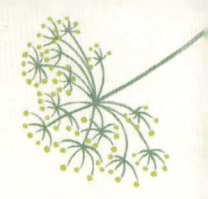

夏天的花季遍佈全台，我喜愛身處那佈滿天際清新淡雅的五月桐花、悠閒地在陽明山鮮豔蜿蜒的繡球花步道漫步、前進花東輕撩撥動那金黃美麗的金針花海、烙印下白河夾道木棉花盛開的霞紅、沐浴在陽光下即閃閃發光的小麥草田中。夏季的空氣總瀰漫著濃厚的原始氣息，強烈蛻下人工加注的化合馨香。

當秋意濃、覆滿落葉的林間小徑總讓人萬般著迷深佇其中，撿拾著蘊含木質香氣的毬果，愛捻一片延道路生長的芳香萬壽菊，放置手心搓揉再用以覆鼻吸嗅，這等愜意恰如踩踏鋪地楓葉的清脆、滿是輕盈。

秋天的腳步總是輕聲慢步無聲無息，直到大地換了新裝，才剎然意識到秋已到來，秋天的氣味充滿稻穀的豐收，大地寂靜、晚霞亦更顯艷紅。百貨櫥窗裡毅然鋪陳上代表秋意的楓紅與團圓，烹調佐料也悄然添加了黑胡椒、五香與咖哩入菜，享受涼風輕拂，體悟著入秋的舒適與安然。

冬季的清冷、正是煮壺熱紅酒的好時機，隨性將柳橙、肉桂及丁香等灑入升溫的紅酒中，只見炙熱的酒液慢慢昇華出果香氣息，空氣中瞬間瀰漫歡愉暖意，讓我不禁聯想到旅居英國時的寒冬，好友齊聚在老舊的暖爐邊，爐上燒旺了戶外撿來的松枝，連帶溫熱了壁爐上的肉桂束，沉浸其中、即便不飲，心也迷醉。

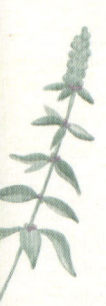

冬季時節走在大街小巷，鼻腔不時充斥著薑母、米酒與麻油的氣息，這味兒總撥撩起孩提時光，寒流中、那一碗碗麻油馨香，伴隨著我天涯海角，是母愛強大保衛的力量。

無論是日常的氣味，或是四季變化的氣息，不同的嗅覺練習能喚醒你對環境、生活變化的敏銳度，進而開始覺察自己的身心是否安穩、是否處於舒適的狀態。如果身心感到安適、沒有過多壓力需要紓解，那麼，身體就不至於累積過多的脂肪或毒素，情緒及壓力真是會不知不覺地顯示在你的外型上。

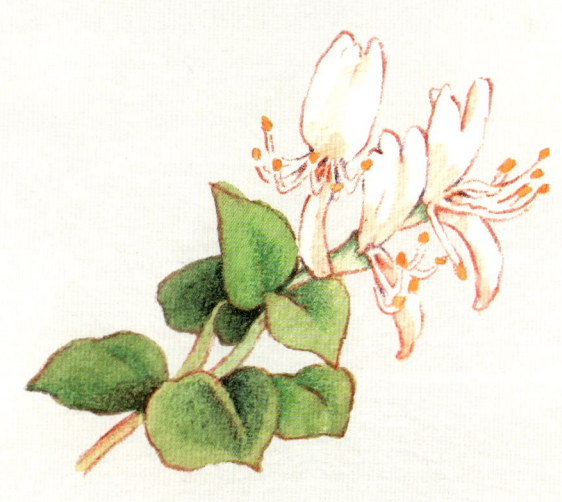

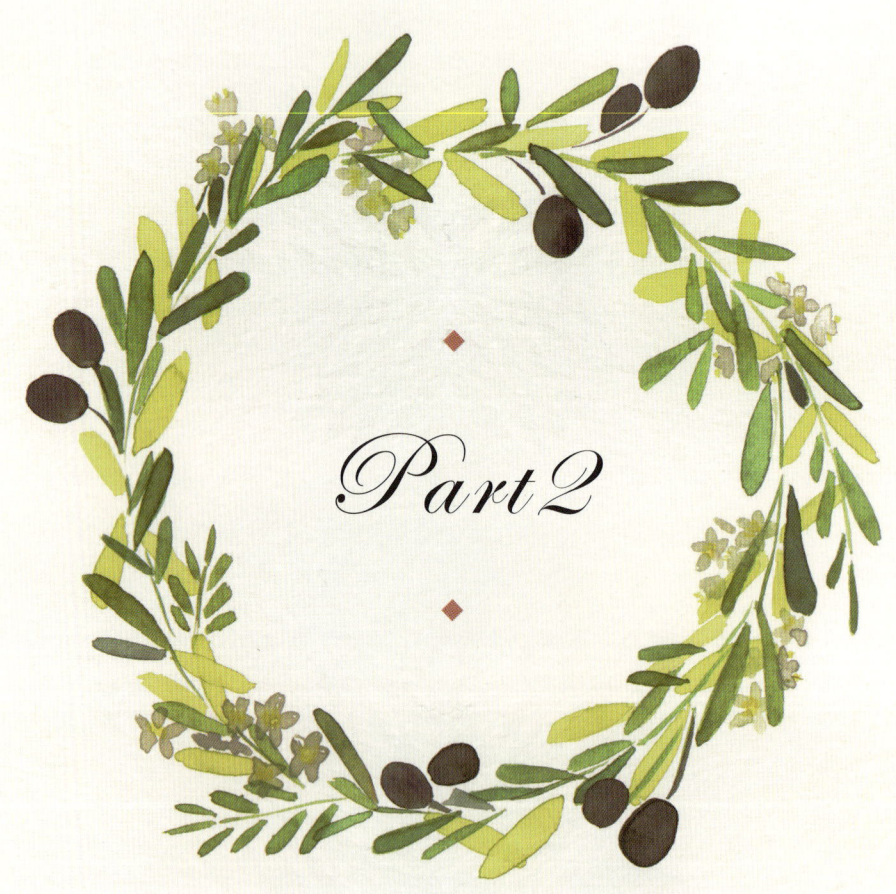

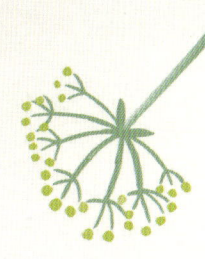

芳療塑身漫談，
認清脂肪真面目

- 人體脂肪從何而來？
- 脂肪積聚是因為身心過度緊繃
- 6 種脂肪類型
- 盲目減重不如提升基礎代謝率

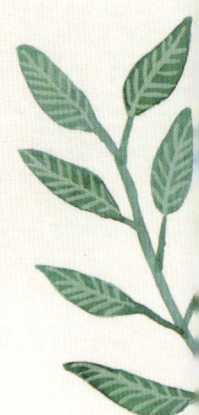

人體脂肪從何而來？

只要提到塑身、減重，大家普遍都會想到「脂肪」這兩字，現代人對於脂肪聞之色變，避之唯恐不及，甚至恨不得想立即驅逐它、視它為大敵啊⋯。在談及芳療塑身之際，理該先行探究脂肪的秘密，才得以善待並留下好的脂肪，且同時驅逐那宅到底的停滯脂肪。只要透析脂肪的奧秘，脂肪去留將由你做主！

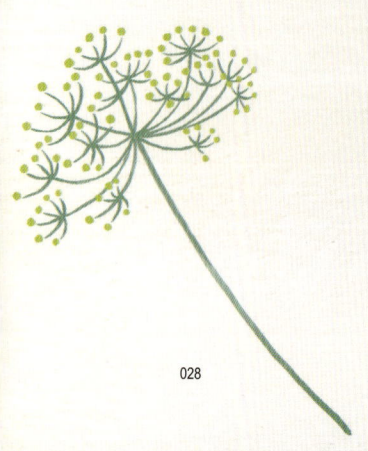
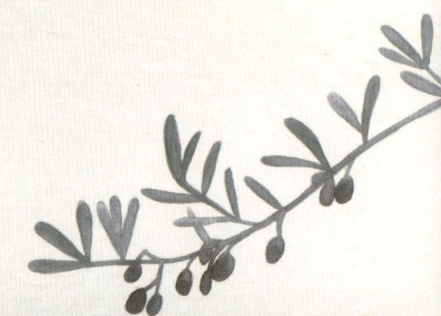

人體脂肪屬於體內鬆散性結締組織，由內含有大脂肪滴的脂肪細胞所組成。主要分為白色脂肪組織（WAT）及棕色脂肪組織（BAT）兩種。

白色脂肪是細胞質中存有大型脂肪滴的儲藏型細胞，主要分布在成人的皮下組織，負責儲存餐後因血糖升高、葡萄糖轉變為脂肪滴儲存的能量，皮下和內臟脂肪多屬白色脂肪囤積，也是美體雕塑時最想極力擺脫的組織。而棕色脂肪是一種代謝型細胞，富含細胞能量來源的粒腺體，分布於人體的肩胛、頸背、鎖骨下與心臟周圍，主要用以燃燒能量、產生熱能，以激活提振人體代謝率，調節體溫且平衡維繫人體所需。

科學研究指出，棕色脂肪多存在嬰兒體內，僅占成人體重之 0.1%，由交感神經控制，產熱以燃燒轉換 10~20% 熱能，協助增進人體基礎代謝率，亦可用來減少白色脂肪囤積，有助於軟脂代謝。至此，你是否看出端倪了呢？只要增進棕色脂肪活躍性，則減脂雕塑就不再是空想。刊登在《新英格蘭醫學期刊》的研究指出三種有利於增進棕色脂肪的方式：

1 改變溫度，增進棕色脂肪之活性

研究指出，氣溫降低時，棕色脂肪組織之活性將會高升。曾有研究測試，讓人體連續 6 星期、每天 2 小時待在攝氏 17 度房間內，或連續 10 天、每天留在攝氏 15-16 度的低溫環境 6 小時，結果顯示，棕色細胞活性有顯著增加的趨勢。雖無法確切證實其因果關係，卻呼應另一學說：「發抖有助於燃燒脂肪哦！」。

2 運用飲食效能，刺激棕色細胞之性能

藉由提振交感神經刺激物質，例如兒茶素及咖啡因作用，增進棕色脂肪細胞功能。此法時有耳聞，然而仍得適可而止，否則交感神經刺激過度將易導致睡眠障礙或內分泌失調，如此對於健康恐導致莫大傷害。

3 運動刺激荷爾蒙，活化棕色細胞之特性

每週適度運動，人體會分泌正腎上腺素（Norepinephrine）及鳶尾素（Irisin）…等荷爾蒙，兩者皆能有效活化棕色脂肪運作。然而相關研究指出、仍未能證實哪種運動特別能夠刺激棕色脂肪活化，所以建議大家，依自己的喜好及耐受度選擇能維持長期習慣的運動項目即可。

人體運行無論動靜皆需能量，儘管棕色脂肪與白色脂肪各有所長，然而兩者首要皆在於供給熱量，當透過熱量轉化為能量，始得以點燃啟動各系統、器官、組織、細胞之新陳代謝，唯有新陳代謝正常運作，人體才足以穩健前行；人體一般所需熱量有 10-35% 由脂肪協助供給，故脂肪的存在實在極其重要，然而，倘若含量超過所需，依其所在部位囤積堆疊，即恐影響型態外觀與生理健康。

其實，脂肪正在保護你

人體脂肪是論斷健康的表徵，無論多寡或儲存之部位皆有其意涵，脂肪的存在是為了保護它所依附的個體，於內臟周圍形成具緩衝作用的防護網，以固定保護體內的重要器官。當人體循環不佳，脂肪必將儲存於皮下，為了防止體溫散失並維持溫度恆定，又若人體代謝機能低下，脂肪只好聚集相依。

脂肪的存在除了主要給予內臟與器官萬全的保護，而人體賴以維繫美麗與健康的荷爾蒙（激素），其主要的原料之一也是脂肪，故倘若採以激烈的方式進行瘦身，當脂肪過度銳減，其後果必將直搗整體機制，甚至造成生理紊亂，繼而發生月經週期不順、閉經、不孕、衰老…等現象，如此將全面性影響人體的身心健康。

Column
個案小分享

曾遇過一位女性朋友,是 31 歲銀行行員,長年失眠、經期不順,有痛經及經前症候群現象,因此前來尋求芳香療法協助⋯。

在芳療諮詢過後發現,其綜合症狀發生皆來自於 28 歲那年,初嫁作人婦,為能與先生同住而向公司申請調區轉職,然而新單位並不像原有單位和睦,表面看似和諧,暗地卻是波濤洶湧分派較勁著,新人夾在兩派之間如履薄冰,每日生活已如驚弓之鳥,夫家兩老又為入門喜落空而頻頻催促,婆婆甚至每日兩餐燉補強迫,說能改善體質及早受孕。

半年過去了、孩子還沒能懷上,體重倒暴增了近 12 公斤,儘管知道體重上升的原因含括上班及心境的種種壓力,但她開始拒絕婆婆給予的補品,直到一次偷偷將婆婆硬要她喝下的湯藥倒入水槽,卻被撞見而吵得不可收拾⋯。老公的沉默以對、加上業績未能達標與公司人際關係摩擦的多重壓迫下,她首次體驗到經痛伴隨頭痛的狀況反覆出現,她看遍中西醫,症狀不僅不見改善,人倒更顯臃腫了起來。

透過好友推薦,她開始團購據說功效迅速的減脂食品,剛吃了一盒 10 天份、她的體重硬是掉了 4 公斤,這等功效讓她十足欣喜,故又加碼購買了 3 個月的份量,1 個月過了、她總共瘦了 8.5 公斤,明顯到公司同事旁推測敲地想知道她到底吃了什麼神奇的東西,殊不知她卻因為夜夜無法入眠而苦不堪言,3、4 個月後,她已瘦到接近預定目標,卻

Part 2 芳療塑身漫談,認清脂肪真面目

也感受到副作用的威力。至今已過 3 個年頭，經期大亂到已不知如何估算，肚子悶痛及偏頭痛好似已成定局，加上夜夜不能成眠，讓她的工作效率大似銳減，為此備受長官關注而煩心不已。

綜合上述可見，當人的情緒壓力到達頂點，難以負荷的身心必將竭盡提醒，以脂肪囤積、身體腫脹、情緒起伏、失眠、經痛…等症狀，告訴妳該緩下休息囉！所有的不適只是表徵，重點是那深埋內心的壓力與痛楚，才是核心根源！

了解個案需求後，我為她規劃了芳療照護，將分日夜，日間以提振活力為主，協助思緒得以清晰和緩，輕鬆處理待辦事務！而夜間就該緩壓舒心安適舒眠，藉以重整儲備隔日的活力！

| 精 油 選 用 |

・日間・

甜杏仁油 10ml
檸檬 3 滴
澳洲尤加利 2 滴
迷迭香 2 滴
綠薄荷 1 滴

・夜晚・

黃金荷荷芭油 10ml
橙花 2 滴
甜橙 4 滴
岩蘭草 1 滴
土木香 1 滴

上述調油放置滾珠瓶中，分日與夜隨性塗抹使用。1週後，個案主動來訊告知近況，說她這週體驗了神奇的轉變，不僅於白天得以清晰敏捷地完成工作事務，夜間返家居然還有餘力燒個小菜，分擔婆婆晚膳的辛勞，婆媳倆首次在廚房裡互動閒聊，晚餐的氛圍居然呈現前所未有的溫馨，連平日婆婆燒飯她洗碗善後的模式，居然也在婆婆催促小倆口上樓休息的話語中而有所翻轉，轉得她心兒暖暖⋯總之這週她睡得好、吃得好，與一週前的模樣有著莫大反差。

而第二階段的芳療照護，將著手於其惱人的經期混亂與荷爾蒙失衡⋯等症狀，先確認過經由醫師診斷的綜合狀況尚無相關禁忌後，即為她調配了用以全身按摩的香氣。

・精油選用・

　　　　黃金荷荷芭油 18ml
　　　　月見草油 2ml
　　　　玫瑰天竺葵 3 滴
　　　　快樂鼠尾草 2 滴
　　　　花梨木 2 滴
　　　　黑胡椒 2 滴

這等香氣調配是為了協助找回原有生理週期，雖依憑其自訴為荷爾蒙失調，然而，芳療照護對於荷爾蒙症狀並不會單一作用於使荷爾蒙增加或者抑制來處置，因為人體荷爾蒙牽涉之大，絲毫波動即足以改變人體生理運作，故任何芳療調配皆不應直接干擾其運行，如此對於個案而言勢必較為安全。

但是，無法直接針對荷爾蒙調整，又該如何給予協助呢？依循人體系統交互作用，人體運作全仰賴內分泌及神經兩大系統相互協調，藉恆定機制維繫人體健康，故當欲協助荷爾蒙狀況，只要稍事「調節神經律動」，則內分泌荷爾蒙即得以自行協調，而改善其失衡現象。所以，此次調配採用得以協助其穩定荷爾蒙機制的月見草油，因其油脂較為濃厚且不易推動，故取 10% 與荷荷芭油預作調配。

為時 90 分鐘的全身按摩中，我發現她的兩側肩臂骨骼內旋、頸背斜方肌因長期伸展而略顯緊繃僵硬、對側胸大肌則因擠縮而較無彈性，右側腰部皮膚清晰可見損傷後的橫向紋路，應該是腰部數次扭傷未能痊癒而留下的印記，骨盆明顯右側高於左側，完全呼應她愛翹腳的習性，導致雙腿浮腫、四肢末梢冰冷，呈現循環不佳的表徵。

唉！這身軀承載著多大的壓力，是否總是悶著胸廓戰戰兢兢地呼吸，那過度跳躍的神經則影響了生理的和諧與頻率，讓肌肉少了該有的肌力，獨剩停滯的脂肪不知歸去。

按摩後、我本欲扶她坐起，卻見她無聲默默地哭泣，我把空間獨留給她，為她砌上一杯舒心釋壓的康福茶，待返回理療室只見她已自行坐起，雖然眼眶微紅確對我露出微笑，她告訴我…睡夢中她到了一個美麗的國度，感受到陽光和煦地照耀，和風輕輕地吹撫，她感受到大氣給予她深深的溫暖擁抱，那支持的力量讓她不再恐懼，使她得以深深地吸氣，允許胸腔豪邁的擴張，直到注入一股暖意，這才感受到長久尋尋覓覓，遍尋不著的愛，其實穩穩的深植在心底。

經過這次療程的 3 個月後，她突然中途出現在我國際認證教學的課堂中，只見她氣色紅潤頻頻點頭，呼應著我課堂上的言論，直待下課就見她跨步朝我走來，我確信她近來過得不錯，因為那樣貌與氣場已與 3 個月前判若兩人。

她開口的第一句話，就讓我情不自禁地把她擁入懷中，她開心地說她懷孕了！這是多麼地不容易呀！她說，3 個月前的療程讓她變了，週遭的人也發現了她的改變，她開始懂得好好照顧自己，好好為自己吃下每一口食物、好好讓自己在呼吸吐納之間掌握了無窮的力量。

由於她的笑容變多了，事情應對也柔軟了，慢慢地發現自己的體重逐漸變化，褲腰鬆了、肩線下滑了，長久拼了命也驅之不去的脂肪，居然在她身心放鬆的時候默默地離去，之後更連久違的月事居然也悄悄地來到。直至數天前她略感身體微恙，適才看過醫生得知喜訊，就迫不及待地趕來與我分享！真是得來不易！不僅只是那等待已久的孩子，主要是那長久被忽略的身體，終於被看見、被疼愛，才真是彌足珍貴的！

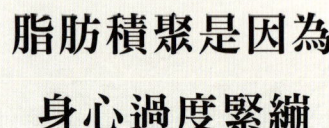

脂肪積聚是因為身心過度緊繃

就神經傳遞與內臟機能的表徵而論，脂肪囤積的部位實有其目的性，往往代表著全面性或局部的循環不佳，又或者代謝不良。全面性因素通常多呼應生理狀態，而局部型停滯多受到生活型態或日常習慣的影響，例如：澱粉控的脂肪將會囤積在軀體，尤其淤積成「紮實型腹腔脂肪」；又或高張的情緒與壓力也會導致內分泌失衡致使「全面性肥胖」。因此、當論及脂肪，不應只就脂肪多寡考量，而應區別評斷其咎因，加以移除，身體才有機會調整改善。

就芳療的心理層面而言，脂肪的存在代表著人體的需求、代表著「承擔」與「不願意放手」。因為人體脂肪的需求多寡來自於恆定機制的判斷，倘若常處壓力或緊繃的身心狀態，則代表著能量與養分的脂肪必將不敢遠離。

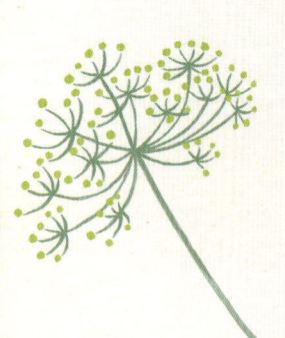
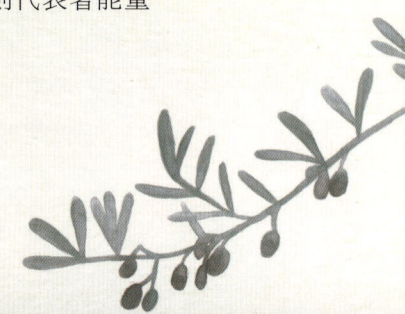

所以，承擔與緊握與人體內部流動相關，內部的流動含括體液（血液、淋巴、組織液），以及雖然看不見卻真實存在的氣場，流動的因素不僅來自於生理健康的影響，更含括了心理情緒的舒暢。生理舒適與人體流動息息相關，情緒起伏亦會左右人體流速，而當流動越趨停滯，則生理與心理的健康勢必更加緊張。流動失衡則人體新陳代謝必將受阻，脂肪駐足且不肯遠離即屬於其徵狀。

為了支援人體內部的流動順暢並釋放身心壓力，芳療應用就是一個很好的輔助方式。可憑藉人體之外型表徵、氣息呈現、脂肪囤積及形成咎因探究…等，藉由諮詢規劃阻斷其不良習性及生活型態調整；藉由循環促進推動、活絡新陳代謝，維繫機能之恆定，協助人體得以重整並改善心血管循環及淋巴循環；藉由循環之促進，供給人體熱能養分所需，並尋求內分泌及神經系統之穩定，以維繫人體健康。

倘若談到脂肪的去留，或許生理因素有眾多咎因難以立即獲得改善，然而，心境轉變得以瞬息改變一切。如果凡事沉穩以對，則人體心肺將不因過度起伏而干擾神經系統的跳躍；如果正向思考以對，則情緒心境將不致蒙上憂愁、荷爾蒙也漸進流暢；若能隨性自在而為，則生活契機勢將更加寬廣無邊際；若能勇於探索嘗試，則生命淬鍊必將溫暖有愛；若能珍重自我，則人體組織細胞才得以勇無畏懼、邁開步伐，脂肪自然不會一直纏著自己。

脂肪形成的 6 種型態

人體身心狀況足以左右脂肪累積，故綜合生理與心理因素，得以將脂肪樣貌分為 6 種脂肪類別，每種脂肪囤積各有其構築成因，得以回溯並探討其咎因，有時來自生活習性、飲食習慣、日常作息、生理或情緒感官…等。當然您也有可能同時符合 2 種以上類型，不妨依循脂肪囤積所在，從身心靈探究，即可找到應對的祛脂方式，並調配專屬於你的軟脂塑身精油哦！

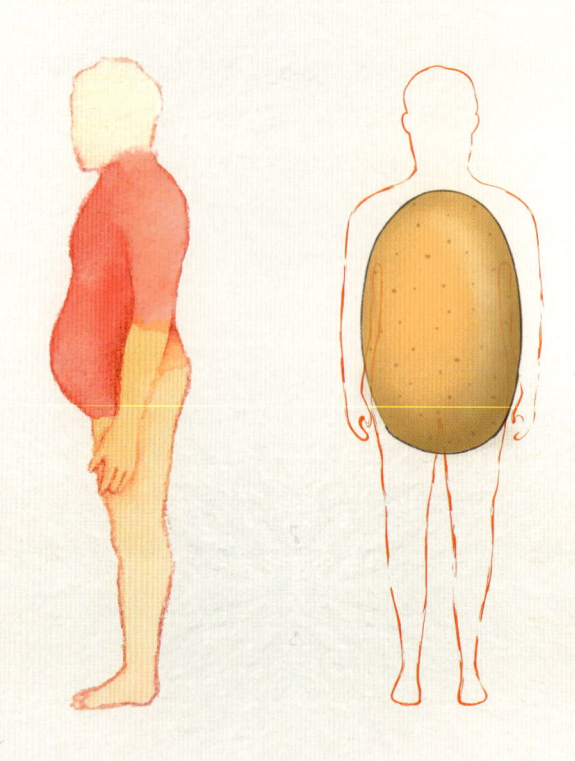

1 馬鈴薯型

│外型表徵│

典型圓身，主要脂肪囤積於脖子至下腹身軀部位。

│氣息呈現│

神經情緒較為急躁，精氣神不佳，氣息流動趨於緩慢。

│脂肪形成因素│

飲食成因、多屬澱粉囤積過量，攝取超過身體所需。

│祛脂方式│

控制澱粉攝取，增進人體活動力。

│私房推薦精油│

黑胡椒、葡萄柚、維吉尼亞雪松

Column

個案小分享・馬鈴薯型

43 歲的事務所職員，說著整日的忙碌好似沒有盡頭、每日汲汲營營努力完成所有託付，明著是盡心盡力，其實內心只為拉攏人心，就怕長官或同事看不見自己的好。數年時光、總未見升官，人際也不似想像中的吃香，反倒因為過度壓抑與操煩的日常而影響了身體健康，身軀日見擁腫、就好像那總悶在胸膛的情緒，幻化而出成群結隊的脂肪，一路堵塞著前胸與後背，讓她越顯笨重，而無生氣。

特質表徵：
為典型的負重型人格，大事小事不論皆往肩上扛，過度沉重的負荷壓的臂膀只得聳肩以對，卻也刺激了呼吸頻率、減退了消化與循環代謝的順暢。

暖心建議：
自身的價值不該全然委由旁人的認可，理當珍重、關懷照料這獨一無二的自己。以己為要、探尋自身需求，翻開年少青春夢想、重拾那最純然的初心。

精油配方：
選用黑胡椒、葡萄柚、維吉尼亞雪松，調合 2.5% 置入玻璃瓶儲存，早晚塗抹於脂肪囤積部位，用以開拓心胸、協助燃起對於自身價值的情感，讓身體自主鬆動、奔騰流暢。

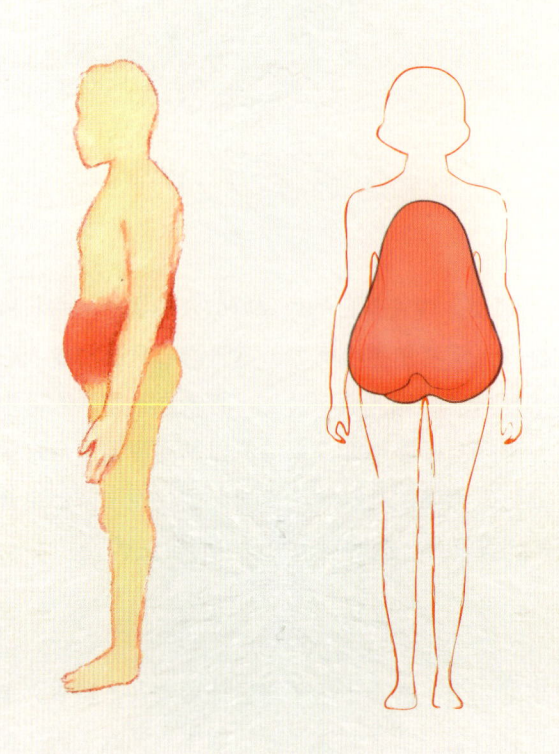

2 蓮霧型

| 外型表徵 |

肌力不足、腹部脂肪囤積,身材曲線不明顯。

| 氣息呈現 |

氣虛體虛,精神狀況不佳、容易疲累。

| 脂肪形成因素 |

多來自身心壓力及焦慮。

| 袪脂方式 |

需減緩壓力;鍛鍊肌力、增進核心肌群。

| 私房推薦精油 |

玫瑰草、檸檬、樟腦迷迭香

Column

個案小分享・蓮霧型

24 歲、台北國立大學碩一新生，每日在學無止境的研究中努力，翻譯不完的英文文獻與輪番上陣的小組報告，時常為此誤了三餐、搞到夜不成眠，緊繃與壓力隱藏在不時翻攪的胃腸，就似不斷加壓的氣球，充斥著消化不良的氣體，脂肪亦好似築牆的堡壘，覆蓋保護著如驚弓之鳥的胃臟，精神與情緒大肆受到干擾，焦慮壓力突襲、嚴重影響了注意力與專注力，讓她嚴重地陷入了困頓⋯。

特質表徵：
脂肪鬆軟駐足、肌力不佳了無生息，來自過度疲憊的精氣神，消耗人體機能運行賴以的力量，高張的神經跳躍、亦影響消化運作的主張。

暖心建議：
事物的繁忙總屬外境，該適時緩下心念，使得隔絕塵囂煩擾，傾聽內在本質的聲音，專注所有、清靜而為。

精油配方：
選用玫瑰草、檸檬、樟腦迷迭香，調合 2.5% 置入玻璃瓶儲存，早晚塗抹於脂肪囤積部位，用以緩下心神、收攏自身優勢，凝聚強而有力的力量，成就實現夢想。

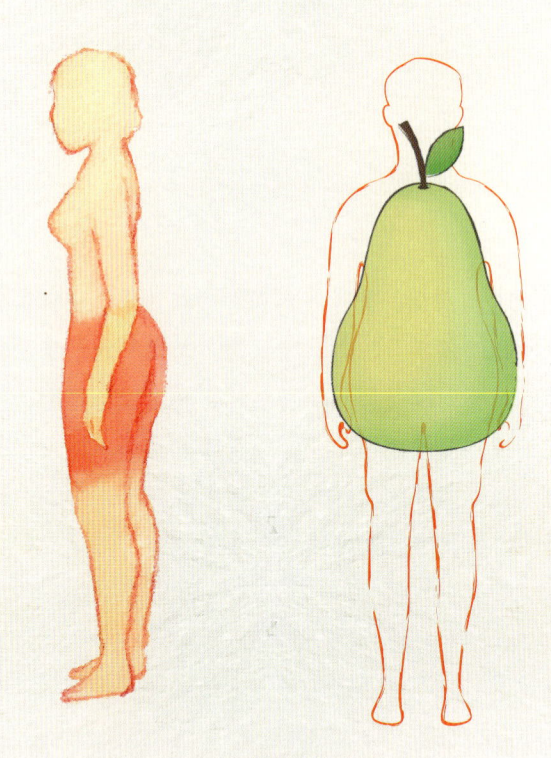

3 西洋梨型

| 外型表徵 |

上半身纖細,下半身臃腫,循環代謝差,脂肪囤積(體脂高),易水腫。

| 氣息呈現 |

氣血失調,心緒起伏大,容易憂煩操勞。

| 脂肪形成因素 |

多起因於生活型態及久坐停滯。

| 祛脂方式 |

增進下半身運動、泡腳促循環。

| 私房推薦精油 |

絲柏、岩蘭草、胡椒薄荷

Column

個案小分享・西洋梨型

45 歲銀行行員，也是 2 個國小孩童的媽媽，從婚後一年生下第一個寶貝至今，就已經不知道什麼是一夜好眠，櫃檯應對又著實事務繁忙，日夜齊驅、身心已然精疲力竭，焦頭爛額地也不免磨損了耐心。不知曾幾何時，原本賴以為傲的玲瓏身段悄悄地變了模樣，或許因為久坐久站、腰腹臀莫名聚集大量的脂肪，大腿也日漸碩壯，求助芳療只為調整種種停滯，回到身心該有的舒暢。

特質表徵：
蠟燭多頭燒是現代職業婦女的真實寫照，但長期緊繃與責任感驅使，對於身心健康將有莫大的傷害，不僅影響皮膚粗糙灰暗，更將無端儲存過多脂肪。

暖心建議：
適時的跳脫是西洋梨型體態者所需要的，短暫離開那覆載過度的環境或心境，沏杯茶、透過氣味吸嗅及溫度的馨香，暖暖的賦予支持，也讓自己每日擁有專屬的時光，一切將會更好。

精油配方：
選用絲柏、岩蘭草、胡椒薄荷，調合 2.5% 置入玻璃瓶儲存，早晚塗抹於脂肪囤積部位，藉以疏通排水，更讓絲縷動力軟化那早已鋼硬的胸懷，注入充沛且蘊含溫度的力量，提供你堅強可靠的臂膀。

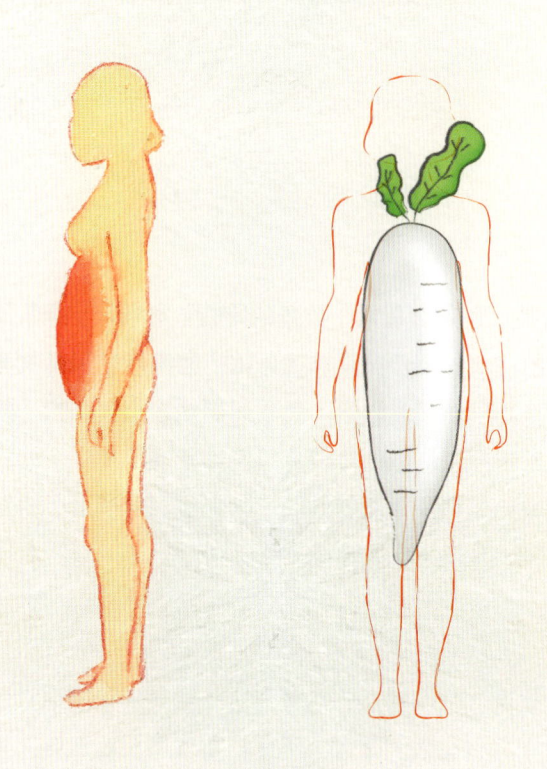

4 蘿蔔型

| 外型表徵 |

脂肪囤積於胃部及腹腔，或許伴隨腰酸背痛。

| 氣息呈現 |

呼吸短淺、含氧量不佳。

| 脂肪形成因素 |

代謝不良，內分泌失調。

| 袪脂方式 |

放鬆、壓力緩解；增加運動代謝與呼吸訓練。

| 私房推薦精油 |

波旁天竺葵、廣藿香、肉桂

Column

個案小分享・蘿蔔型

52歲家庭主婦，擁有美滿的婚姻與幸福的家庭，是旁人羨慕的美好典範，但就不知怎麼的、總是無來由地感到不安，總覺得胸悶且喘不過氣，日常交際更銳減了頻率，就怕突如其來的焦慮來襲，恐懼莫名不知所以。經過身心科評估，尚不需用藥，建議調整呼吸模式、增進人際交流，藉以開拓心胸。

特質表徵：
緊緻的胸腔、堆積著得不到宣洩的憂傷，無形的不安猶如漩渦、翻攪著弱不禁風的胃腸，經期的波動、好似宣告荷爾蒙的投降，也帶來停滯腫脹的腹腔。

暖心建議：
生理與情緒息息相關，在漫談舒壓之際，亦得回歸探求生理狀況，唯有身心同頻、人體才得以和諧運作。荷爾蒙維繫將是給予她最主要的支持力量，佐以腹式呼吸，即能提振長久以來已然遺忘的動力與希望。

精油配方：
選用波旁天竺葵、廣藿香、肉桂，調合 2.5% 置入玻璃瓶儲存，早晚塗抹於脂肪囤積部位，藉以調理激素的分泌與順暢，並夾帶暖意以啟動排脂活絡的力量。

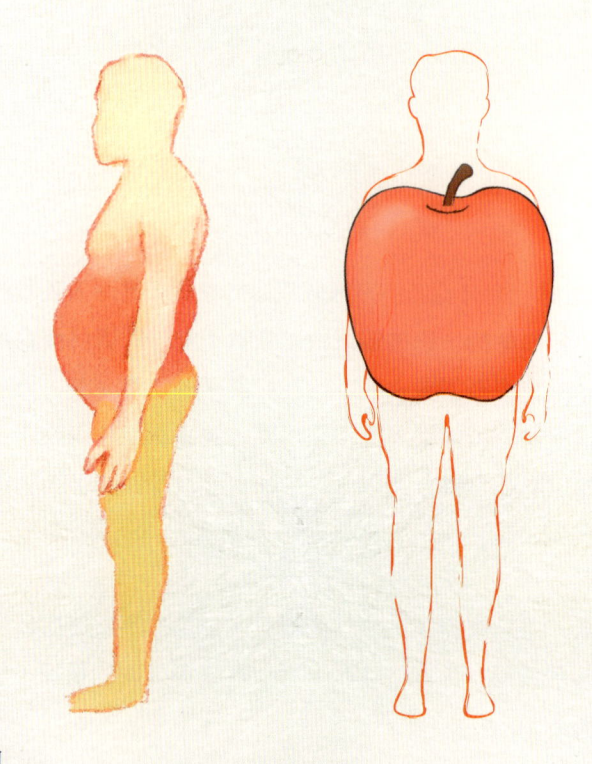

5　蘋果型

| 外型表徵 |

脂肪囤積多於腰部及上半身，明顯中段肥胖，多為內臟脂肪堆積，未來較容易導致心血管疾病。

| 氣息呈現 |

虛實兩極，看似氣血旺盛，實則體力難以負荷。

| 脂肪形成因素 |

運動不足、飲食導致（碳水化合物.高糖.高澱粉質）。

| 祛脂方式 |

軟脂，增進有氧、核心運動。

| 私房推薦精油 |

大馬士革玫瑰、岩蘭草、薑

Column
個案小分享・蘋果型

58歲的幼稚園園長，從事幼兒教育已近20年頭，不僅為了幼教推動的重要性，更因為自己愛極了孩子，每每為了孩子的笑容而深受感動。依自述談及、自覺年過50之後身體狀況就有很明顯的變動，從延續了2年的更年期不適，到停經後的血壓飆升，都十足讓他吃足了苦頭。時至盛夏、冷氣房久待、致使頭部及四肢不免酸疼了起來。而中圍脂肪囤積、影響著呼吸與消化，更讓外型趨於老態，故不免感嘆起年華的無奈。

特質表徵：
厚實的脂肪佔據了大面積的軀體，拉攏了對向腰椎順移前傾，而人體為了肢體的平衡，只得內收肩膀以穩定重心，如此體態將影響呼吸的遼闊與消化的蠕動，更因胸肌短縮與背部肌肉過度伸展，積累了痠痛與身心的疲憊。

暖心建議：
宜避免高糖、高澱粉飲食，並規畫定期且規律的運動。生命的意義在於對自身週全的照護，從身心靈整合著手，則所有的阻礙必將開拓，沉著內斂、則身心安適即必將順行。

精油配方：
選用大馬士革玫瑰、岩蘭草、薑（宜微量調配），調合2.5%置入玻璃瓶儲存，早晚塗抹脂肪囤積部位，用以暖心開闊，且注入充沛能量，用以調節人體恆定，幻化回春魔力。

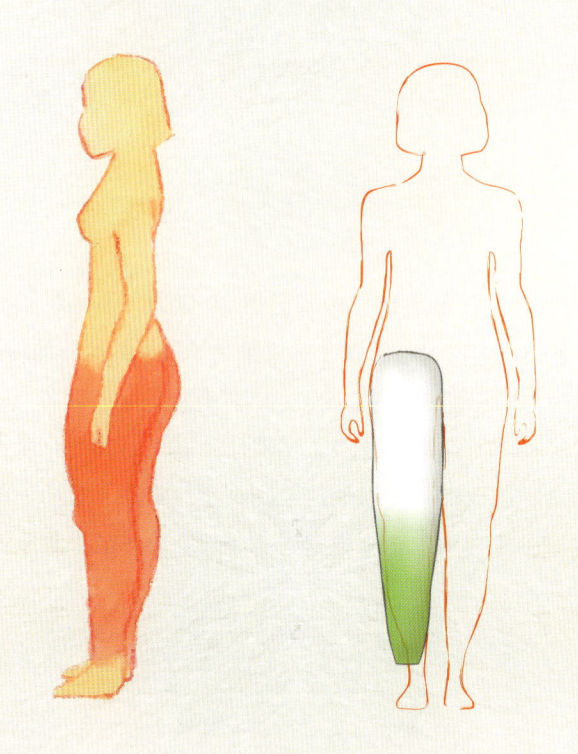

6 茭白筍型

|外型表徵|

脂肪囤積於下半身，平鋪於臀部與大小腿處，致使下肢看來較為碩壯。

|氣息呈現|

步行沉重，處事較為優柔寡斷。

|脂肪形成因素|

天生體質因素，下肢循環不良。

|祛脂方式|

釋放腿部與足部壓力，增進循環。

|私房推薦精油|

快樂鼠尾草、甜橙、肉桂

Column

個案小分享・茭白筍型

32 歲小學導師,多年來總承接低年級的班級,引領著初入學門的孩子們,欣喜自信地奠基學習的路程。然而幾年下來、職業傷害悄然呈現,不僅喉嚨結了薄繭,長時間的站立、也已磨練出鋼鐵般的下半身,壯碩扎實的脂肪、擠壓了肌肉的流暢,更吹起了緊繃的膨脹。

特質表徵:
壯碩的下半身脂肪,每到午後即腫脹敲響門窗,神經不免抽動的提醒急需休息的聲張,所有動力已莫然掩蓋,僅存層層束腹、綑綁了尚屬年輕的猖狂。

暖心建議:
活絡促進是增進循環代謝的動能,定期的體能活動是人體健康的主要推手,不僅啟動人體療癒本質,更推動血液及淋巴的代謝,鬆散停滯聚集的脂肪。當然、每日足浴也是很好的自我照護哦!

精油配方:
選用快樂鼠尾草、甜橙、肉桂,調合 2.5% 置入玻璃瓶儲存,早晚塗抹於脂肪囤積部位,用以暖身暖心,動搖長久的堵塞,協助人體的流暢。

盲目減重不如提升
基礎代謝率

除了找出壓力源、以及從日常生活飲食運動著手之外，對於希望消脂讓身形更好的你，一定要提升基礎代謝率，因為人體健康仰賴新陳與代謝，新陳代謝得以維持身體正常所需，就連坐著不動也需消耗一定的熱量以供給人體運轉，故稱之為人體基礎代謝率（Basal Metabolic Rate, BMR）。

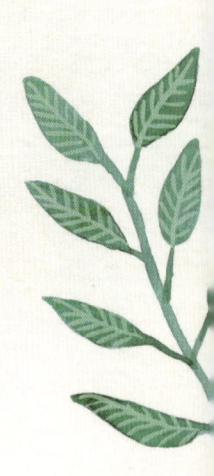

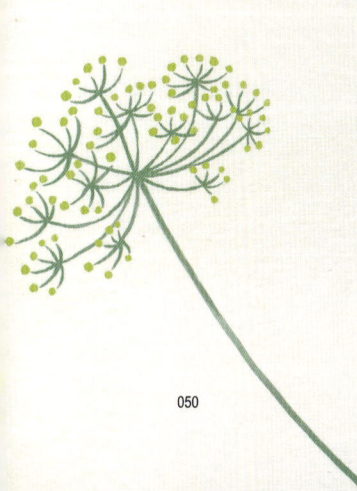

人體基礎代謝運作因人而異，沒有一定的標準可言。基礎代謝率高的人就算成天什麼也不做，也會消耗許多熱量，這種狀況在於體重維繫或體脂減少上十分有幫助。但倘若基礎代謝率差，就算頻頻健身，甚者縮衣節食，也很難達到控制的功效。故要談及塑身、即需探究個人基礎代謝率的狀況，透過基礎代謝率的提振，則塑身雕塑將不再是空想，窈窕健康勢將指日可待。

首先，先了解人體熱量的消耗主要憑藉三個區塊，其中基礎代謝率佔了人體所消耗的總熱量之 65-70%，身體活動所需約佔總熱量消耗的 15-30%，而剩餘的 10% 則為食物消化所需的熱量。對於人體來說、肥胖的因素只有一個，就是熱量。熱量的吸收在於攝取的控制，而熱量的消耗就需探究影響基礎代謝率的變因囉！其變因之多，含括性別、年齡、健康、運動、習慣…等，皆與基礎代謝息息相關。

一般來說、嬰兒時期之基礎代謝率最高，直至 25 歲過後，將以約 5-10% 的速率逐年下降。因此，你可能會聽到有些朋友說：「我也沒吃什麼，但體重就是持續逐年攀升，真是連呼吸、連喝水都會胖哪！」。這是因為人體對於食物的攝取量雖然一如往常，但當代謝或消耗持續銳減，攝入多消耗少、人體自然而然會因為負擔增加而越趨沉重了起來。既然知道基礎代謝率與肥胖息息相關，就該先來算一算專屬於你的基礎代謝數字吧！

基礎熱量消耗 BEE（Harris Benedict Equation）公式如下：
女性 BEE = 655 +（9.6 x 體重 kg）+（1.7 x 身高 cm）-（4.7 x 年齡）
男性 BEE = 66 +（13.7 x 體重 kg）+（5 x 身高 cm）-（6.8 x 年齡）

人體一天基礎所需的熱量需以基礎消耗熱量 BEE，再乘以個人的活動因子，還包括了「壓力因素（請見註*）」，使得計算，公式如下：

人體基礎所需熱量 EE（Energ Expenditure）=
基礎能量消耗（BEE）x 活動因素（Activity Factor）x 壓力因素（Stress Factor）

Case01
一般壓力上班族女性、體重 58 公斤、身高 164cm、年齡 38 歲。則其基礎消耗熱量 BEE 算法為：
655 +（9.6 x58kg）+（1.7 x164cm）-（4.7 x38）= 1,306（卡路里）

人體基礎所需熱量 EE（Energ Expenditure）算法則為：
1,306（卡路里）x 1.3（活動因素）x 1.0（壓力因素）= 1,723.8（卡路里，即是這位上班族女性每日身體基礎能量需求能量）

Case02
一般壓力健身房男教練、體重 82 公斤、身高 180cm、年齡 32 歲。則其基礎消耗熱量 BEE 算法為：
66 +（13.7 x82kg）+（5 x180cm） -（6.8 x32）= 1,872（卡路里）

人體基礎所需熱量 EE（Energ Expenditure）算法則為：
1,872（卡路里） x 1.4 x 1.0 = 2,621 （卡路里，即是這位健身房教練每日身體基礎能量需求）

或許有人會認為，既然熱量的囤積是造成肥胖的主因，那麼是否只要大幅縮小熱量攝取，就可達到塑身減重的功效？或許此種方式在初期略可見效，但相信曾經嘗試過快速減重的人都知道，脂肪或體重會在稍後的

時期反撲而來。這是因為人體運作需要一定的熱量做為後盾，我們連呼吸或睡覺都需要有足夠的熱量供給才行，倘若每日攝取養分不足，則身體斷然為了保護你的健康，而大舉抑制人體代謝的速率，因此，過度減少熱量攝取的話，反倒有礙軟脂雕塑進行哦！

唯有養成慣性且適度的運動，才可實質增進人體基礎代謝率運行，只因身體欲達到運動姿勢與體能所需，必須大舉以熱量作為燃料轉換使用。不過運動並不等於勞動喔，運動與勞動的不同之處，在於心境與生理的大不同！運動或許因為喜愛或是需求，通常屬於自發性質；而勞動最怕超勞過度或重複動作，而影響局部機能與代謝。所以，就算工作或家事纏身，都該適時定量，為自己展開個人專屬的運動規劃吧！

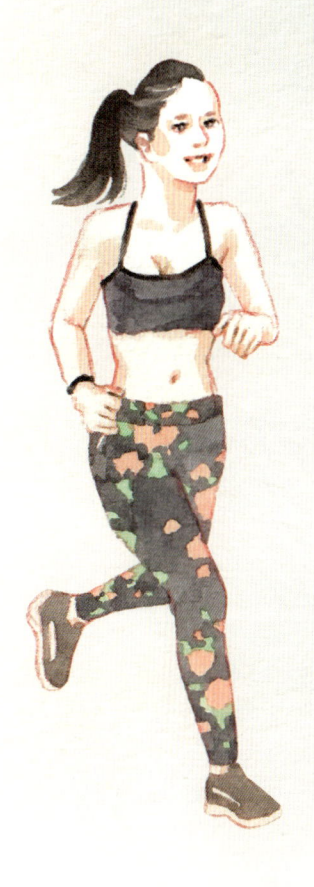

註 *

活動因素（Activity Factor）
臥床：1.2　　輕度活動：1.3　　中度活動：1.4

壓力因素（Stress Factor）
正常壓力：1.0　　　　癌症惡病質：1.2 - 1.4
小手術或癌症：1.2　　懷孕：1.1
腹膜炎：1.05 - 1.25　　哺乳：1.4
骨折、骨刺創傷：1.3　　敗血：1.4 ~ 1.8
發燒：1.13　　　　　　生長：1.4
燒燙傷：（30%）1.7　（50%）2.0　（70%）2.2

Part 3

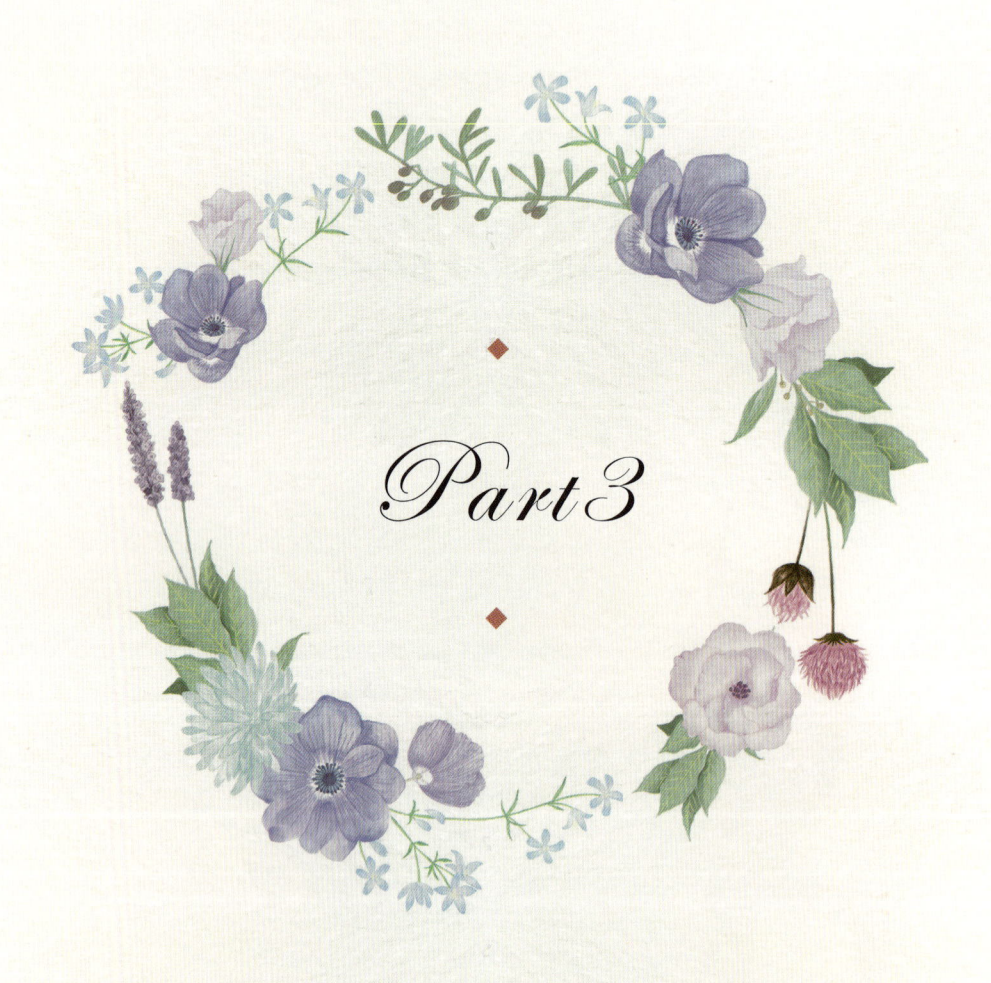

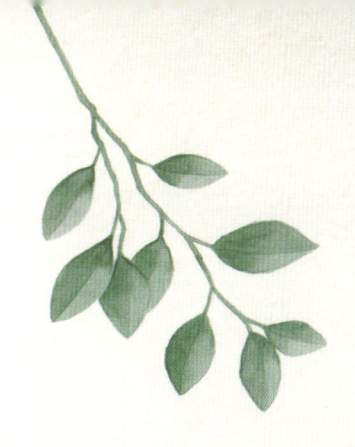

芳香療癒與塑身使用

- 透過芳療，使人體機制重整回歸
- 芳療如何帶動身體感官甦醒
- 一滴精油的誕生
- 認識精油與調配介質
- 精油的新陳代謝與香氣調性
- 用芳療增加滋養與促進代謝
- 正確調配用油，輔助按摩塑身
- 用香氣溫柔撫觸呵護自己
- 簡單三步驟！按按脂肪走

透過芳療，
使人體機制重整回歸

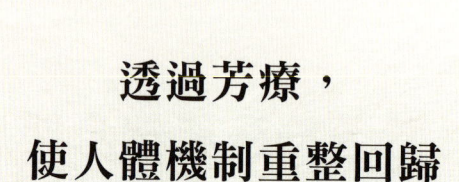

芳香療癒講求人體身心和諧與健康，透過香氣導引得以啟動無限的可能。人體細胞千千萬萬各司其職，如同一個個小小的開關，無論開起或關閉即有可能改變這人體的運作，人體的組合原由原子與分子共構，集結出富含生命力的細胞，眾多的細胞組合成精密扎實的組織，眾多組織凝聚出活力英勇的器官，眾多器官構築出千變萬化的系統，當系統合體即成就出完整的人體。

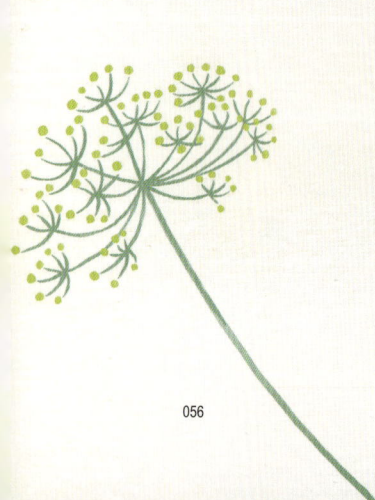

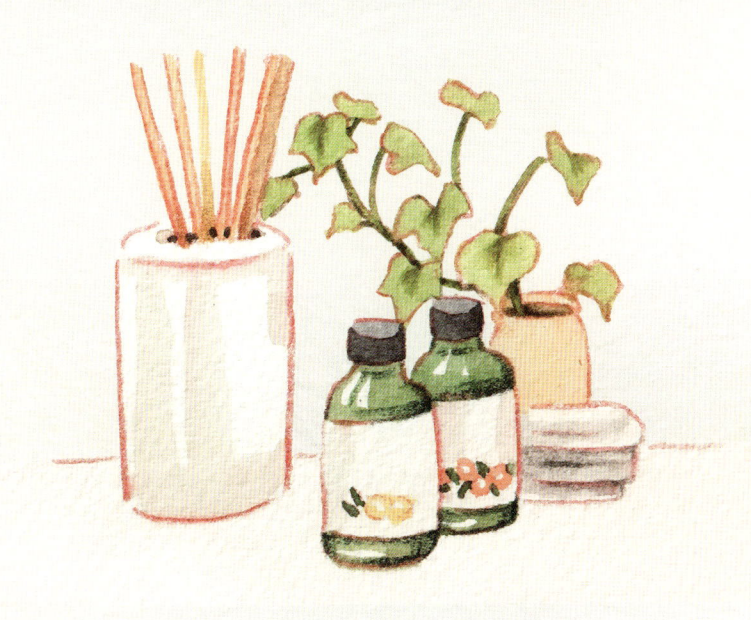

我會比喻細胞猶如小型行星，得透過神經傳遞運輸始得與外界聯繫，當外界物質匱乏、細胞或許將加速生產以供給外界所需，然當外界過剩細胞即得暫停供給，甚至停滯休兵，而提供對外溝通之媒介就屬神經，倘若神經系統因各種干擾而傳遞出錯誤資訊，則人體細胞必將失衡進而蔓延四周。

因此，穩定神經、使人體機制重整回歸，絕對是調控細胞的不二法門，這即得仰賴人體神經中樞-自律神經的作用與機制，自律神經為掌控人體生理的重責要棗，依循晨昏、自然於上午啟動交感神經以增進活力與耐力，待傍晚太陽逐漸西下，再由副交感神經銜接交棒，以調整放鬆整日運轉，讓人體得以於熟睡之際進行各處細胞修護或分裂新生，為此細胞得以汰舊換新，更能啟動神經網絡，鞏固訊息傳遞的確切性。

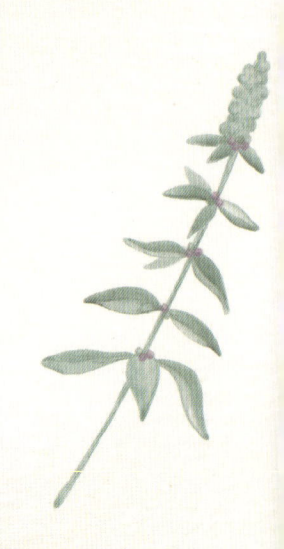

芳療如何帶動身體感官甦醒

其實,依芳療而言、情緒心境的狀態將全然左右人體的身心健康,儘管近代生活環境與數十年前大不相同,多了科技輔佐、提振了優質的生活,然而生存的張力與壓力卻也同時攀升,不同的心念與意圖將導引您邁向不同的人生。

壓力是我們慣用的泛稱，常會聽到大家說：「因為最近壓力大，所以哪邊哪邊不舒服或是疼痛…等」。由於每個人面對壓力的耐受度與身心反應不同，有的人可以自我調節排解，但有的人的身體會開始改變運作，或細胞產生變化而引起了某些病徵，又或者出現代謝不良…等狀況。像是脂肪過度的囤積在身體某些地方，也是新陳代謝不好的一種徵象，又可稱為「新陳代謝不良症候群」，但是實際的狀況仍需透過專業醫療的協助評估為佳。

芳療本質用以帶動感官復甦之途徑，主要以嗅覺吸收、經皮吸收及口服吸收三種為主，其途徑與作用各有不同的運作與效能。芳療運用即不單只選擇合適精油及所需調配劑量，更應依循個案症狀所需，選擇精油合適進入人體的途徑，始得以事半功倍、越顯成效。

精油分子透過嗅覺吸收時…

人類的嗅覺是既原始又複雜的能力，而且氣味與人體情緒是有直接影響的！它是我們生存、辨識自我本體的基本條件之一，藉著嗅覺，我們得以對週遭的事物產生警覺，確保自己的身體健康。透過香氣，我們也能夠享受生活中的美好事物、使心情愉悅放鬆，進而促進身心靈的美好安康。

當你嗅聞精油味道時，香氣分子會附著在鼻腔中的黏膜，此時氣味分子會刺激神經纖毛和嗅覺受器結合後，產生一連串的神經脈衝到鼻腔上端的兩個嗅球（位於大腦左右兩邊各一個）。

從鼻腔黏膜延伸到嗅球的嗅覺細胞是屬於第一腦神經的延伸。第一腦神經負責傳導嗅覺管道途中所產生的香味，進入大腦後主要對位於「顳葉的嗅覺皮質」及「邊緣系統中的杏仁核」進而產生影響。嗅覺傳導首先刺激到邊緣系統中的「杏仁核」，當杏仁核受到刺激時，即會釋放出不

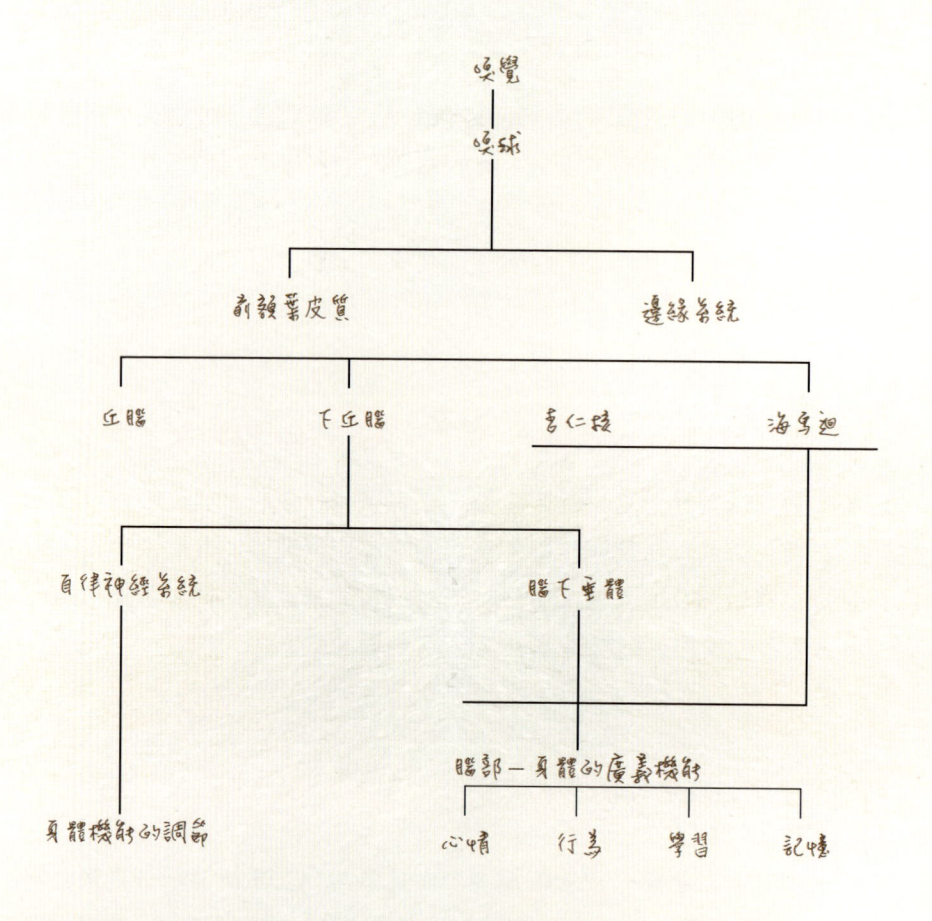

```
                        嗅覺
                        嗅球
              ┌──────────┴──────────┐
          前額葉皮質              邊緣系統
        ┌────┴────┐          ┌─────┴─────┐
       丘腦     下丘腦        杏仁核      海馬迴
              ┌──┴──┐
         自律神經系統  腦下垂體

                  腦部─身體的廣義機能
              ┌────┬────┬────┐
身體機能的調節  心情  行為  學習  記憶
```

同的情緒反應（訊息），包括喜、怒、哀、樂、滿足、不平、恐懼⋯等，杏仁核也負責部分記憶的功能，透過本身對情緒和記憶的作用，影響著相關的肢體感官及運動，並控制著我們所有各式各樣行為舉止。也就是說杏仁核功能或生理異常，與情緒疾病或性格障礙等有著極密切關連性。

而「海馬迴」負責長期記憶與空間感的建立，並協助辨識出值得儲存的感官資訊，例如我們聞到的某個特殊氣味，海馬迴即負責詮釋氣味分子再連接到我們的丘腦。

「丘腦」又與大腦皮質相連，丘腦負責的功能非常多，其中便包括負責控制與情緒的反應。丘腦與下丘腦會透過化學訊息影響著腦下垂體，丘腦

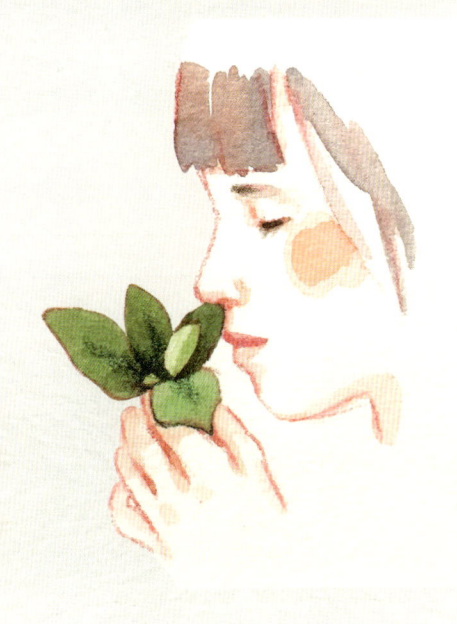

經由感覺神經接收來自身體外界傳來的訊息（例如：氣味、觸碰、溫度…等感覺），以及來自身體各器官傳遞的內部狀況訊息、負責資訊的交換與監控，這意指丘腦負擔體內外機能活動，使我們身體維持一定的恆常性（Homeostasis）。這些機能活動包括情緒、心跳速度、血壓以及腦下垂體的荷爾蒙分泌（例如：腎上腺素…等）。

「下丘腦」影響自律神經調節內臟活動、控制體溫、水分、侵略性、心跳、血壓、飢餓、性慾、月經週期、生物鐘…等，並通過腦下垂體調節內分泌。嗅覺、光線、壓力、類固醇等都對下丘腦有著直接性的影響。因此可說、邊緣系統與情緒及感受有著極為密切的關係。例如：憂傷、憤怒、愉悅與興奮等反應，邊緣系統也與個人的創意、學習與記憶有關。

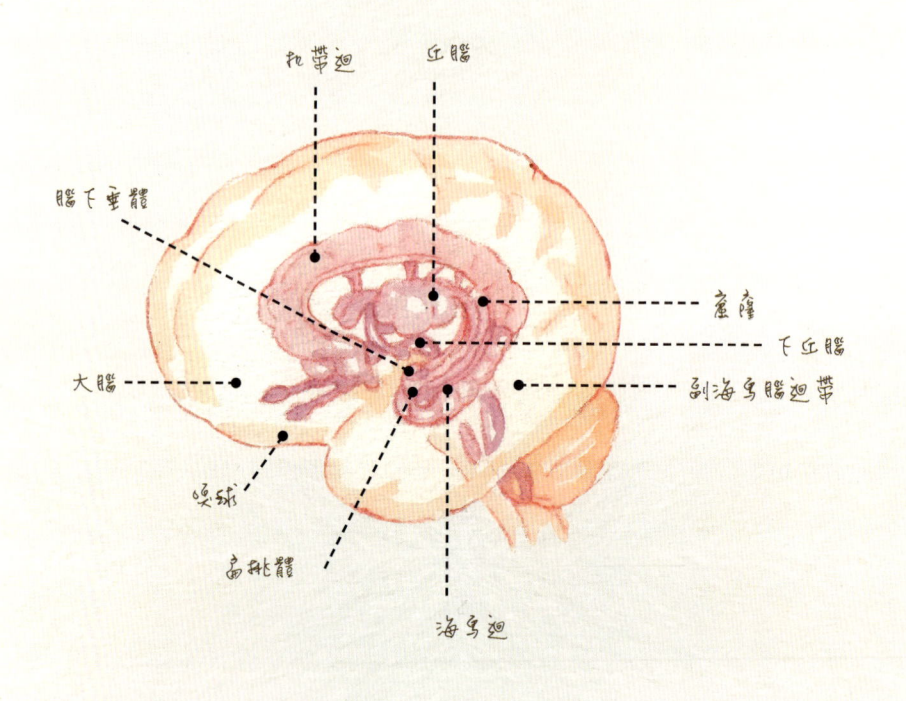

大腦圖示標註：扣帶迴、丘腦、腦下垂體、視丘、下丘腦、副海馬腦迴帶、大腦、嗅球、杏仁體、海馬迴

了解嗅覺與大腦的緊密關係後，你就會發現，原來日常生活中的氣味分子都影響著我們，例如一朵花、一瓶香水、以及廚房飄來媽媽的菜香，都會在我們的心理層面造成深遠的影響。這些氣味分子透過我們的嗅覺刺激我們的大腦產生荷爾蒙、神經傳導素及神經胜肽，進而對我們的生理及心理產生影響。近年來，許多的心理醫生及心理諮詢師已著手研究氣味對人類行為、記憶與專注力方面的影響，進而把芳香療法也帶入不同個案的輔助使用上。

雖然比起視覺、味覺，嗅覺的確是一個容易被我們所忽略的部分，但因為它牽動著這麼多的神經細胞，所以我們可以透過芳療，以香氣輔助治療各種個案需求。對於想要紓壓、塑身、減重的人來說，可以把香氣和各種介質混合後做塗抹或按摩、製作滾珠瓶或吸嗅棒、和天然素材做成居家香氛，甚至是把香料香草加進日常飲食中⋯等，有各式各樣的方式刺激嗅覺細胞，好讓你的身心處於舒適和諧的狀態。

精油透過皮膚吸收時⋯

除了嗅聞，把精油和不同介質混合，也是常見的芳香療法。皮膚是人體的第一道防線，也是人體最大的器官，平均每 1 平方公分的皮膚裡含有總長約 3.5 公尺的神經和總長約 1 公尺的血管，用以傳遞訊息並且供給養分所需。我們的肌膚不僅可保護人體受到傷害，上面更佈滿數百萬個汗孔、毛孔，除了能藉由排汗等功能來調節體溫，更是芳療照護極為有利的途徑。

精油分子可以數種方式透過皮膚進入人體，我們可以這麼做⋯

1 透過按摩

舒適的按摩猶如情感充沛的擁抱，肢體的碰觸是最直接的撫慰；按摩講求的並非精湛的技巧，而在於一雙有愛且充滿溫度的手，透過膚觸交疊，熨燙著末端的感覺神經，輕柔的撫慰就足以傳遞舒適的感官知覺，撫平舒緩身心不適。比方，如果當孩子不舒服時，媽媽的手就是最好的按摩撫慰，從額頭、臉部、肩頸、背部⋯等經過的撫觸，都有著不可思議的安慰力量。

2 透過濕敷

濕敷著重水分滲透或溫度改變，依循不同的症狀提供水分的裹敷，用以補水保濕。亦可結合溫度的轉變給予溫熱或冰涼協助，當發炎疼痛給予濕敷降溫，痠痛緊繃擇供以濕敷增溫，藉物理溫度改變，給予實質的修護與支援。

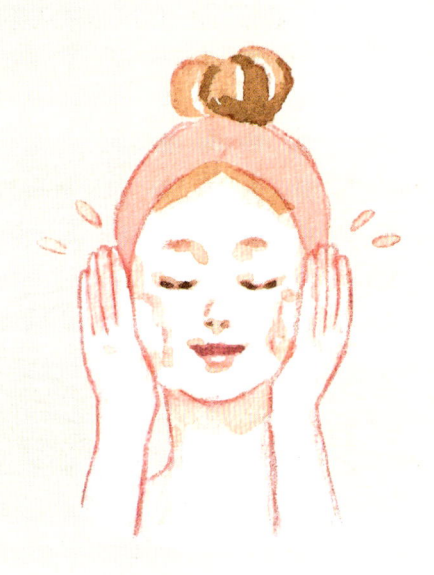

3 透過泡澡

人體健康需要靠基礎循環維護，內在循環端看心肺功能促進，整體循環即得仰賴運動以推動人體基礎代謝率。然而現代人忙碌，確切運動實在難以持續或達成，因此泡澡即是一件得以協助循環促進的方式，透過個人合適的水溫與時間，再佐以精油及介質添加，就可舒服享受 SPA 級療癒囉！

4 透過噴灑

使用精油時，除了以油質當作媒介，水劑的搭配亦十分常見，尤以夏天悶熱，人們較喜愛清爽質地，因此可調製水包油的清爽型態，選擇肌膚或空間劑型，挑選合適純露與精油，並搭配噴瓶使用，即可盡情揮灑馨香，瞬間淨化開拓香氣場域，讓身處空間的人們體驗不同心情。

5 透過塗抹

純精油絕對不能直接塗抹於皮膚，需要施以合適劑量再透過各種基質調配，即可塗抹擦拭使用在局部或小範圍。

禁忌須知！不可口服吸收精油

既然精油看似有這麼多效果，大家一定會想，那是否也能口服呢？這部分得特別小心，因為「口服吸收」為一般芳療的禁忌！主要因為口服的影響甚鉅，不僅功效不彰，亦或許導致人體難以抹滅的危害。讓我們先從口服吸收的路徑談起吧！當物質經過口腔吞嚥，透過食道進入胃腸，經由小腸吸收進入肝門靜脈，於肝臟處進行淨化後，再隨血液遍及全身。肝臟首當其衝蒙受負擔與未知的傷害，當肝臟過度耗損即容易損害人體健康。

在芳療禁忌中，有條「精油不可直接碰觸黏膜」之說，只因精油化學分子眾多，當未正確稀釋合宜的精油不當接觸，恐將導致黏膜輕則受損，重則改變細胞特性而誘發病症（請見註＊）。

而就療癒直接性而論，各種不適症狀緩解皆需呼應所需，回溯病灶才得以真正啟動療癒而獲得改善。故倘若為一般性頭痛、就可直接調油塗抹頭疼之處，以緩解神經跳躍停止疼痛。倘若肌肉緊繃痠痛、就該針對局部調油輕揉，協助肌肉伸展放鬆即可紓解不適與痠痛。其他像是免疫力提振、更年期不適、皮膚過敏、高低血壓…等等一般常見或罕見症狀，皆沒有口服精油的必要與理由，因此精油絕不該口服。

範例：具神經毒性，成人口服精油最小致死劑量表（參考值）

胡薄荷	胡薄荷酮 (Pulegon)	0.4g/kg
艾草	側柏酮 (Thujone)	0.37g/kg
鼠尾草	側柏酮 (Thujone)	2.6 g/kg
艾菊	側柏酮 (Thujone)	1.15g/kg
苦艾	側柏酮 (Thujone)	0.83g/kg
側柏	側柏酮 (Thujone)	0.96g/kg
牛膝草	松樟酮 (Pinocamphone)	1.4g/kg

註＊

芳香療法的毒性程度不僅依循其精油使用、更關聯著使用方式與劑量，唯口服迄今依舊屬最高毒性風險，因此不應被用於芳香療法，除非它已經過醫學單位認證發佈且經由專業芳療師做確切的評估。

當然使用者的年齡也絕對與中毒指數成正比，當影響嬰幼兒的劑量遠遠低於一位健康成人，同時孕婦、老弱與特殊個體之芳香療癒也各自有套準則，

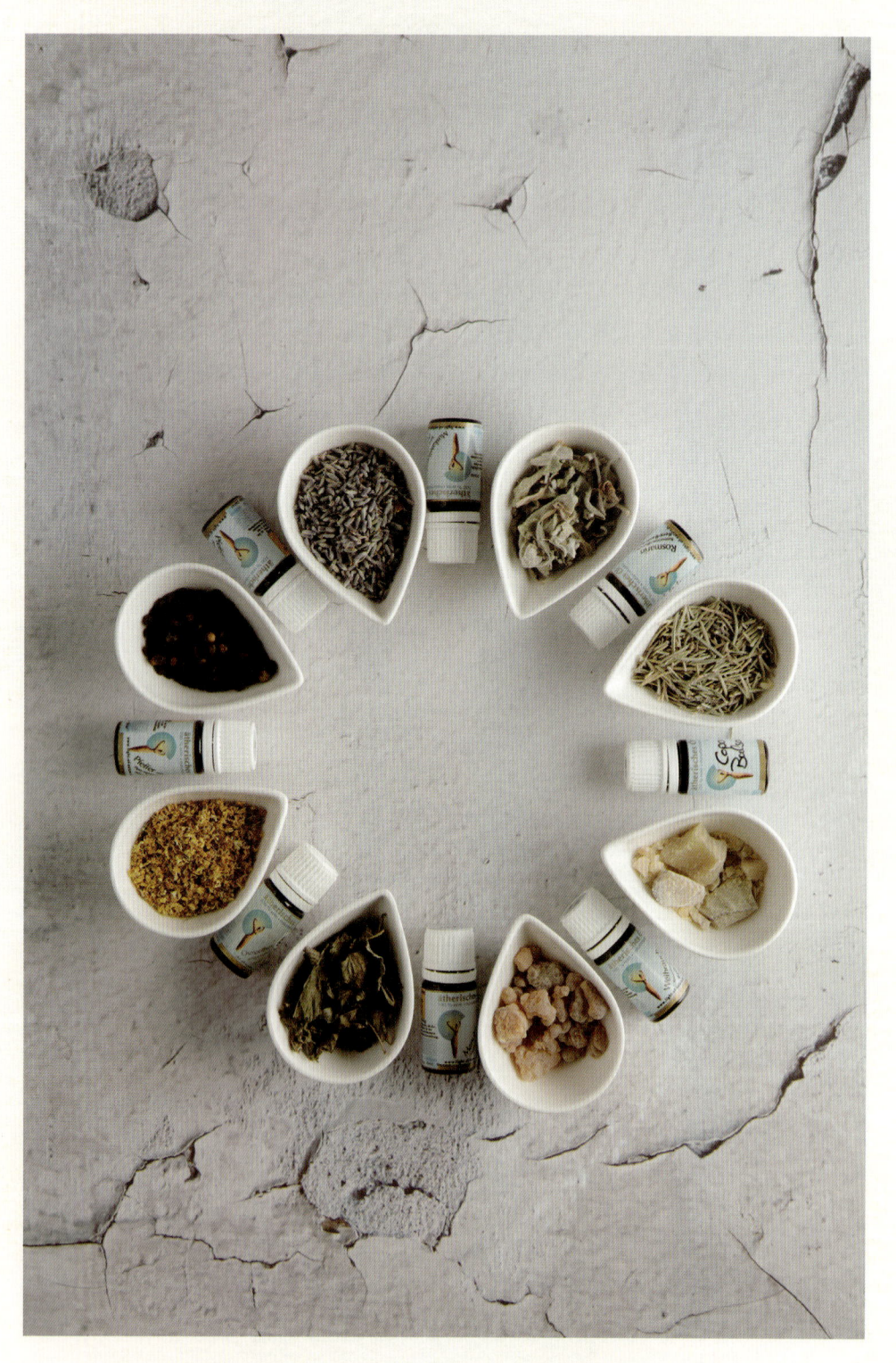

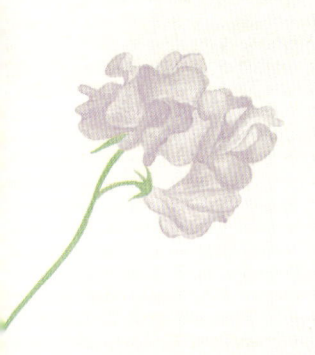

一滴精油的誕生

Aromatherapy（即芳香療法）是本世紀才有的名詞，法國的化學家 Rene Maurice Gattefosse（雷內‧摩利斯‧蓋特佛塞）在一次實驗意外中灼傷了手部，竟意外發現薰衣草的妙用，進而在 1928 年，首次提出了 Aromatherapy 的研究報告，並藉眾多臨床證實顯示，植物精油具有極佳的滲透性，能夠達到肌膚的深層組織，並藉由吸嗅、按摩…等方式，抵達身體需要被療癒的部位，進而達到理療的功效。此後，芳香療法逐漸蔓延至歐美等地至拓展全球，展開一連串大自然療癒的驚奇之旅。

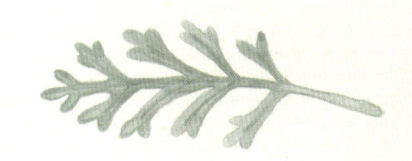

從古至今,精油萃取工法相當繁複,採集植物後,其萃取方式就需依植物特性加以判斷,以保存品質優良且數量增加的方式,做為該品項精油最合適的萃取法,一般來說,市面上看到的精油多以下列方式萃取:

A 冷壓法

主要用來萃取柑橘類(果皮)精油,以搓磨果皮的方式而來,大多不需使用熱源、製作簡易,所以精油價格便宜、也就不容易出現混摻或複製品。但從果皮萃取的水分含量高,因此保存期限較短。另外,因為是直接從果皮取得,故宜慎選有機果皮,以免農藥物質殘留。此類精油稱為 Essences(精質),而非 Essential oil(精油),兩者是完全不同的。

B 脂吸法

此為最古老的精油萃取方式。大多用於一些較為嬌貴的花朵,例如:玫瑰、茉莉花…等,在採收它們之後,本身仍會持續產生精油,所以傳統上會採用脂吸法來萃取花朵類精華。製作時,先在花朵底部平鋪油脂,再一一平鋪上花朵,待花瓣的精華釋放在油脂中轉為透明之後,再加以替換數次後,即可取得「原精」。只是這樣的方式需要耗費大量人工與時間,而所生產的精油卻不到原料的 3%,因此現僅存少數自然萃取單位持續以此法製作,故脂吸法精油十分昂貴,但卻最能擷取保留花朵類精萃。

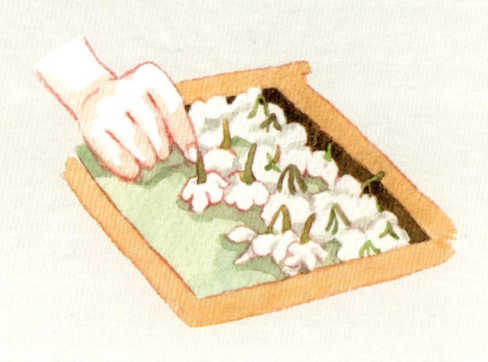

C 蒸氣蒸餾法

「蒸餾」是萃取精油最常使用的方法，可區分為「蒸氣蒸餾 Steam distillation」、「水蒸餾 Water Distillation」以及「滲透蒸餾法」三種。市售精油近 80% 是採用蒸氣蒸餾法萃取，流程是將已經處理好的植材放置在蒸餾桶內的篩架上，藉由高壓蒸氣的通過，讓蘊藏在植物腺體內的精油將被釋放，一同蒸發至水蒸氣中。當這種混合的蒸氣沿著導管、進入冷凝裝置後，蒸氣遇冷還原回液體狀態，隨比重與密度的差異，即可取得上層的精油與下層的純露（Floral Water）。

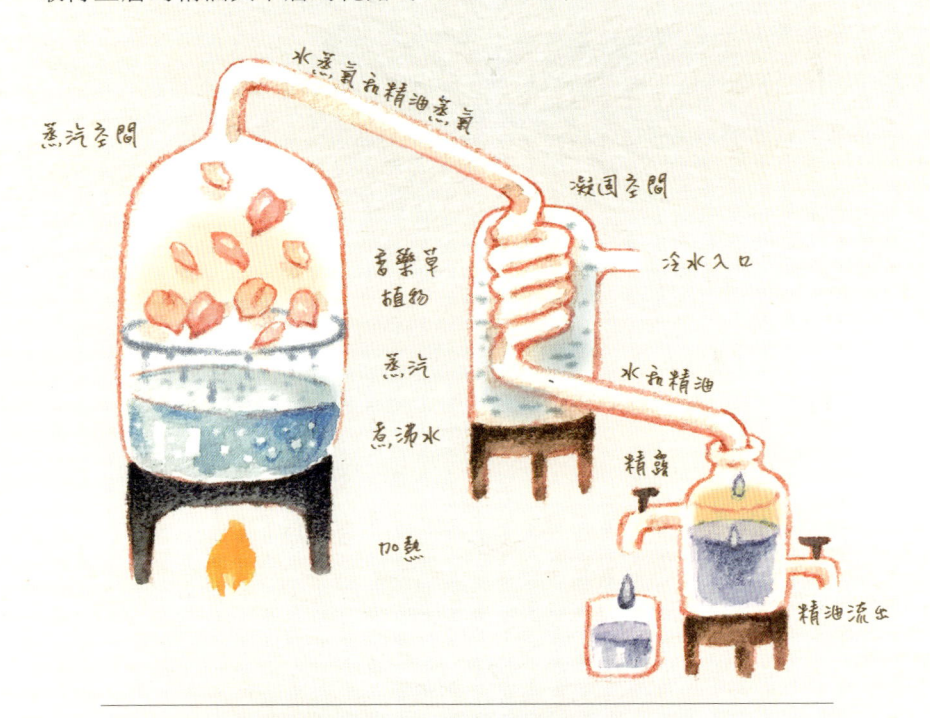

＊生活裡的芳療體驗…

蒸餾法並非高不可攀的操作，其實在日常生活中就有許多例子。比方，一般煮湯時，我們會放入已切好的食材，再覆蓋鍋蓋烹煮，等到食材香氣瀰漫整個空間後，這時你打開鍋蓋、蒸氣瞬間奔騰而出，鍋蓋內殘留著遇冷還原成水滴的液體，此時不妨拿近嗅吸，您所聞到的香氣即是萃取至食材的氣息，這就是水蒸餾法的家居體驗。而蒸氣蒸餾法也十分常見！想想用電鍋蒸煮食材的經驗，內鍋放水再架置欲蒸煮的食材，直到烹煮熟透打開鍋蓋之際，一樣可從鍋蓋內水滴嗅聞到原食物的氣味，呵！這也就是蒸氣蒸餾的模擬哪！

Ⓓ 溶劑萃取法

此萃取法是針對花瓣中賦含精油分子的花種，例如：茉莉、百合、夜來香、晚香玉⋯等。由於其分子結構較大、因此早期傳統技術較不易以蒸餾法與壓榨萃取法取得，故當時改以溶劑萃取法來做萃取。

溶劑萃取法是在不同的階段將花瓣與乙烷或石油醚及苯質⋯等溶劑融合，並於整個過程中多次加入低溫蒸餾，或是添加酒精搖晃，以除去溶劑，最後即可萃取出比較固化不易流動的精油，此類精油花香味濃郁、含有蒸餾法所沒有的完整珍貴成分。不過，溶劑萃取法有個瑕疵，就是「溶劑殘留」，溶劑殘留不僅會影響精油的純度，更恐將危害人體健康，因此，即便透過醫療處方指示，溶劑萃取法的精油也絕對不建議口服。

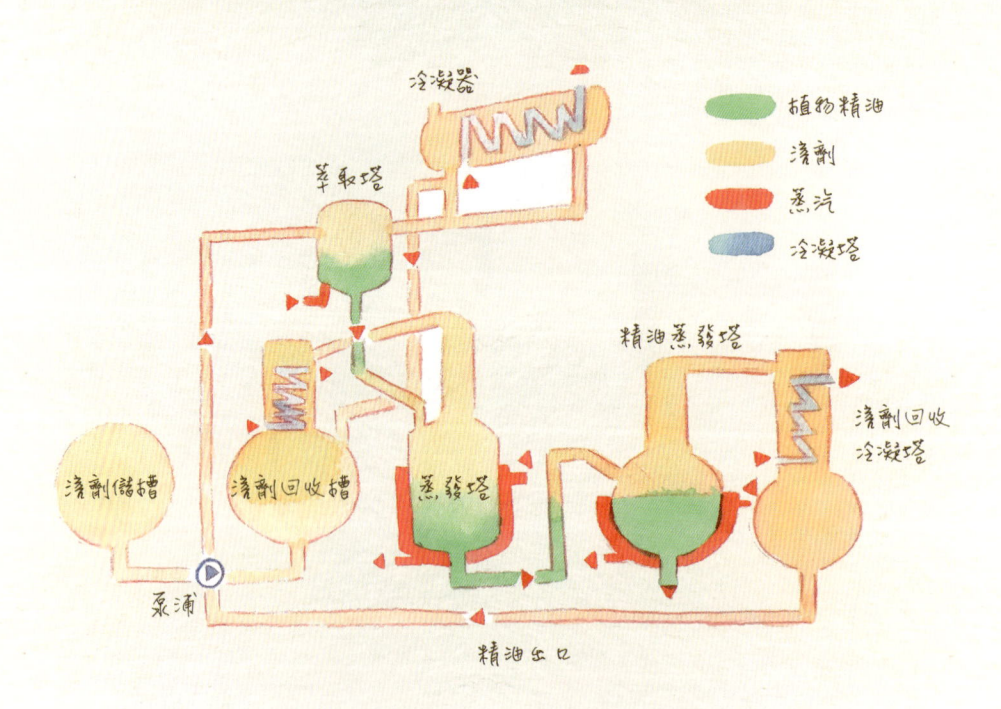

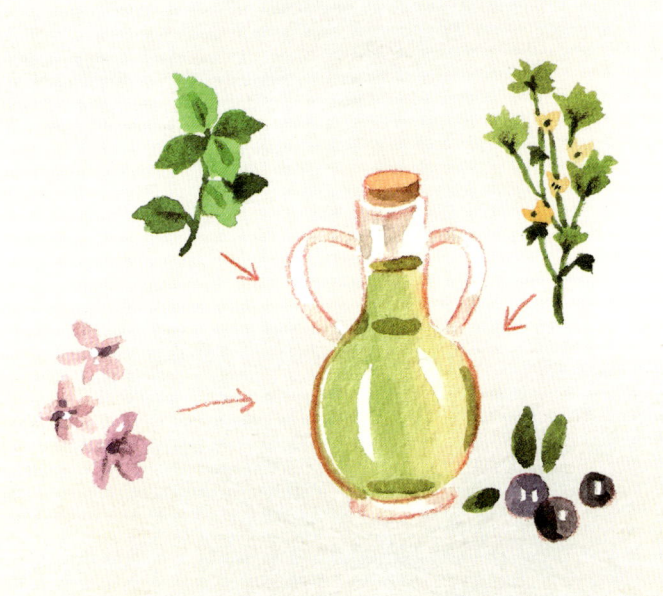

E 浸泡法

古老的浸泡法多用於一些具藥理屬性的植物，經由簡單處理後，將植物直接浸泡於植物油中，經過時間醞釀，多次替換植物反覆浸泡後擷取精華，即取得浸泡油。浸泡油依其植物特性與濃度集結，可以30至100%使用，但調配時需注意其氣味，避免過於厚重而影響精油香氣的傳遞。

＊生活裡的芳療體驗…

在日常生活中，常可見到浸泡油於烹飪之中。例如，在歐美國家的超市裡，會陳列一罐罐以花草浸製、美輪美奐的油品，猶如裝置藝術般，構築出一罐一世界的風景，更採集植物的風味，增加烹飪選擇，增添食的饗宴。

而在台灣亦親切可見，例如剝皮辣椒、醃製醬瓜或菜心，雖然此等浸泡主角不同，但都是讓植材吸收浸泡液體的香氣或鹹味，其醬汁亦因富含浸泡品氣息，同樣可作為烹飪所用。另外，浸泡法可用於製作各式香料油及藥草油，十分廣泛運用於日常生活中。

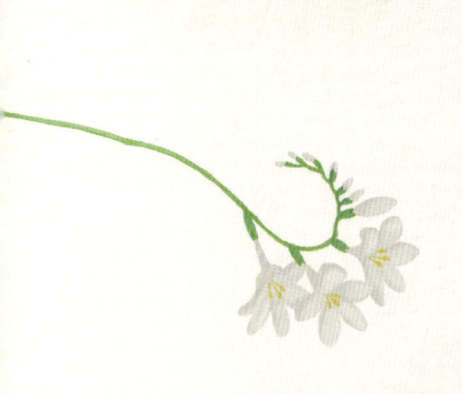

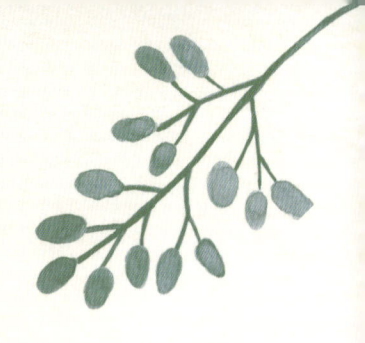

認識精油與調配介質

一般來說，精油萃取的素材全來自於自然萬物的植栽，就因為精純，所以需要透過調劑配置，才能以安全的方式運用於人體。無論是吸嗅、按摩、精油塗敷、局部或全身淨泡…等，皆需先調配合適的介質，千萬不可直接碰觸皮膚或黏膜，更不可聽信謠言用以口服哦！口服的危害之大，並非你我得以想像，那將直接改變黏膜細胞的機轉，造成人體莫大的傷害。

因為精油具備親油性、揮發性、抗水性、混合性共四項特質，故用以調配使用之介質就需依其特性做篩選，你可以使用以下幾種做調合，依續了解它們的屬性和用法吧！

A 基礎油

為精油調配最廣為使用的基底介質，有著非揮發性的特質，得以用來調整精油濃度、以降低精油高揮發的特性，並促進皮膚吸收且協助精油分子暫時儲存於肌膚表面，以延長精油功效與其延宕作用。

B 酒精

精油可以與酒精溶合，但要注意酒精特有的殺菌性與刺激性，通常不建議用作一般芳療使用。之於精油調配時，可改採用稍高度數的伏特加（約80%），它有著無色無味的特質，用以當作基劑來調製化妝水或環境噴霧使用。

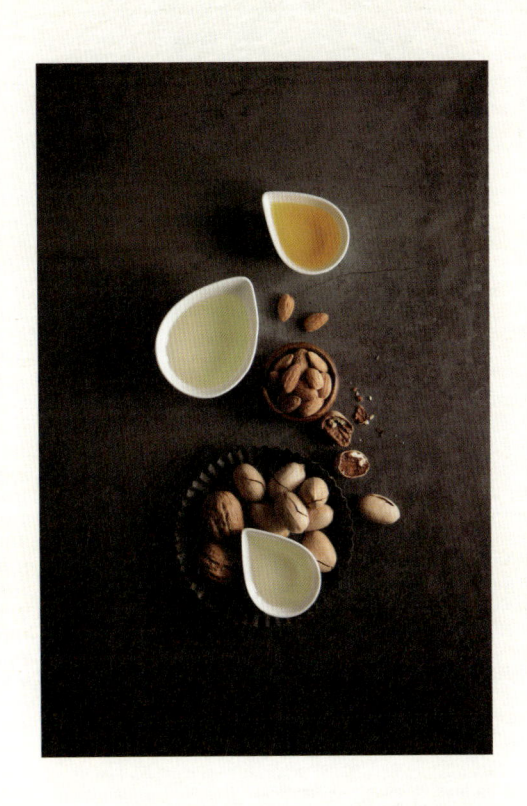

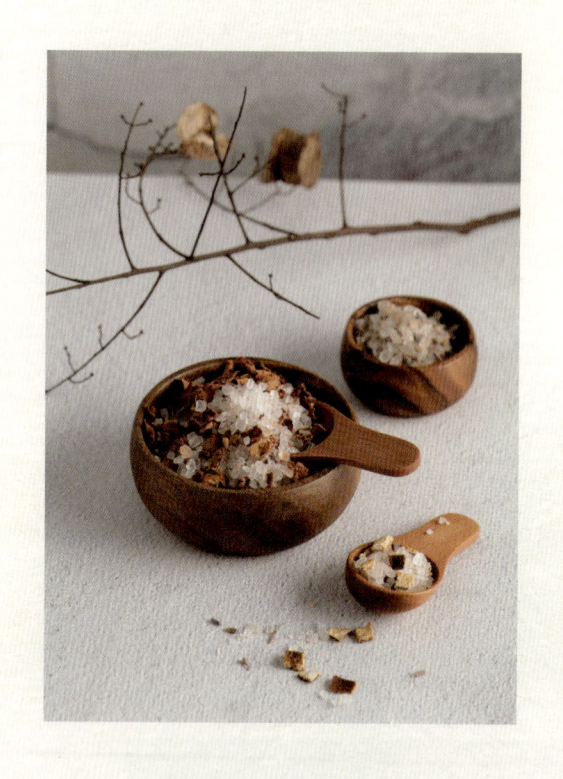

C 脂質

一般多用於替代基礎油於夏季泡澡時使用，可採用市售全脂鮮奶（非調味奶），用以協助精油溶解於水中，亦有滋潤肌膚功效哦！

D 凝膠

芳療的調製需要多種形態，以因應不同季節或場景使用。當調製液狀保濕噴霧或凝膠製作時，可使用市售 100% 蘆薈膠，或以 100% 的凝膠替代，一方面得以讓液體較為凝聚（例如酒精 + 凝膠 = 乾洗手），亦可協助調製精油噴霧劑型時，不至於過度揮發，以確保能為肌膚所吸收。

E 純露

又稱為花水或精露，為精油萃取蒸氣蒸餾法之副產物，其療癒特性仍蘊含其精油本質，且更加安全。於芳療手作之際，可用來替代水劑使用，協同精油療癒作用。純露亦是眾多芳療調製品的水項基底哦！

F 沐浴鹽

一般使用浴鹽時，多採用浸泡法，浸泡為芳療中慣以透過溫度提升來協助精油運作的方式，常見的沐浴鹽有海鹽、瀉鹽及玫瑰鹽。海鹽用以淨化、瀉鹽能夠促進循環增加溫度、玫瑰鹽則用以滋潤增進含氧量。調製沐浴鹽時，需預先將精油溶合於基質之中，再混合沐浴鹽做使用。

G 無香乳霜

乳液為水包油的劑型，霜體則為油包水的劑型，因此乳液或霜的選擇全憑個人肌膚或季節狀況而定。通常可依症狀劑量調製，直接將精油調合至乳液或霜中，待混合均勻即可使用。

H 無香起泡劑

和無香乳霜很類似、多數已含乳化成分，故可直接依症狀劑量和精油一起調製，直接將精油調合至無香起泡劑中，待混合均勻即可使用。唯需注意的是，通常起泡劑多用來調製清潔小物，但清潔品大多放置於浴室…等濕熱區域，故精油調配時，建議以小劑量製作（約 30ml），待用完再調製新的一批較為妥當。

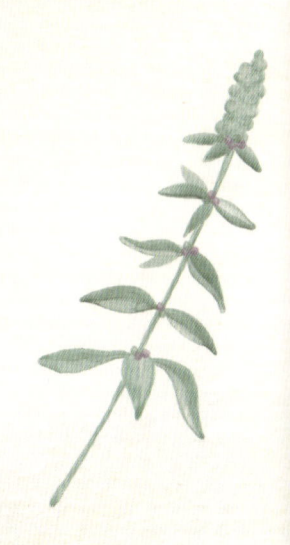

認識基礎油

基礎油是 80% 芳療採用的調配基質，因為品項種類繁多且具眾多豐富維生素的關係，故單獨使用就能達到獨特滋潤功效，搭配精油調製即得以拓展療癒層次。

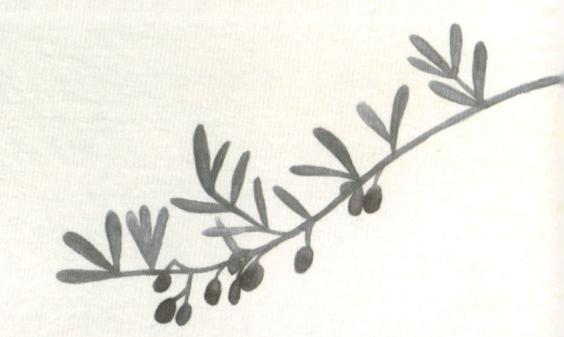

基礎油特性與用途

於芳香療法中,基礎油通常選擇來自種籽、果核或蔬菜油脂。因為不具有揮發的特性,主要在於調和、穩定與維持精油的作用時間與療效特性,所以又稱為「固定油」或「基底油」。若要讓人體皮膚得以吸收的話,請選擇以「冷壓」製作的油品為佳。

在芳香療法中,多不建議使用市售精煉油(因精煉油油脂已非天然原油,主要拿來食用,故為了人體養分吸收,多已調整過香氣、顏色與其中礦物質、維生素⋯等)。未精煉油脂保留了天然主要成分,對於皮膚與身體治療有較大的幫助。因為是自然擷取,故得再次確認以避免人體之過敏反應,例如:對各式果核過敏的人應避免使用相關果核油脂,如:榛果油、花生油、芝麻油、甜杏仁油、核桃油、荷荷芭油⋯等。

由於基礎油是精油的輔助載體,它們同樣來自大自然,所以香氣獨特,故調配精油配方時,得將其氣味納入考量,以避免氣味控制不當,而影響精油配方的香氣協調性。其中,尤以合適筋骨肌肉保健的山金車浸泡油與聖約翰草油、溫暖心性的椰子油、擅長荷爾蒙調理的月見草油與玫瑰果油⋯等,皆因氣味濃厚且分子較為厚重,故需稀釋它款基礎油質後使用。

適用於塑身的基礎油

包含了甜杏仁油、荷荷芭油、葡萄籽油、玫瑰果油這四款,以下先介紹它們的療癒特性與適用性。

Almond oil (sweet)
1 甜杏仁油

拉丁學名：*Prunus dulcis*

廣泛使用於芳香療法中，是最常被使用於芳療的基礎油之一，具有極高度滋潤與軟化功能之珍貴成分。它是極佳軟化劑，有助緩和並滋養乾燥肌膚並促進精油吸收。可 100% 使用。

| 植物名稱 |　甜杏樹
| 來源 |　果實，冷溫壓榨
| 色澤 |　淡黃色～金黃色

| 療癒特性 |
舒緩、鎮靜，有效緩解肌膚搔癢不適。含有維生素 A、B1、B2、維生素 B6 及豐富的蛋白質。不飽和脂肪酸的比例高。是一種質地輕柔、高滲透性的天然保濕劑，質地溫和又具有良好的親膚性，連嬰兒都可以使用。

| 適合膚質 |
所有膚質，尤其嬰兒、乾性、皺紋、粉刺、濕疹及敏感性肌膚使用。

Jojoba wax
2 荷荷芭油

拉丁學名：*Simmomdsia cinensis*

它是金黃色的液態蠟（具長鏈脂肪酸），分子比甜杏仁油重，但質地細膩，不易氧化，是非常有效用於臉部和身體按摩的油品。礦物質含量極豐富，有助新陳代謝，可混和其他基質或直接100%使用。

| 植物名稱 | 荷荷芭
| 來源 | 種子，冷溫壓榨
| 色澤 | 黃色（長直鏈的液態蠟）

| 療癒特性 |
消炎、抗氧化、具有高度滲透性。其化學結構類似鯨蠟，與人體皮脂似乎一致、含類膠原蛋白、是滲透性最強的油。富含維生素E，蛋白質和礦物質。天然高度保濕。穩定性高、耐強光。

| 適合膚質 |
所有皮膚類型，牛皮癬、濕疹、曬傷、痤瘡皮膚和發炎（例如：毛囊炎）。

Grapeseed oi
3 葡萄籽油

拉丁學名：*Vitis vinifera*

葡萄籽油是極少數熱榨而來的基礎油，因為冷榨不能完全榨取出葡萄籽所蘊含的用油量及成分。以高溫方式、用葡萄種籽榨取而來，含有豐富的多元不飽和脂肪酸、多酚（OPC）、亞麻油酸、礦物質、蛋白質、維他命 A、B、E。

| 植物名稱 | 葡萄植栽
| 來源 | 葡萄內種籽
| 色澤 | 淺綠色

| 療癒特性 |
油質清爽，能調節肌膚失衡乾燥；抗氧化且能緩解黑色素沉澱、抗衰老。

| 適合膚質 |
所有膚質，尤其是敏感性、粉刺及油性肌膚。可 100% 使用。

Rose hip oil
4 玫瑰果油

拉丁學名：*Rosa species*

玫瑰果油為抗老修護首選，多來自野生玫瑰果實萃取，富含胡蘿蔔素、多種不飽和脂肪酸、維他命 A 及 C、陽光過濾因子。得以修護受損肌膚，增進細胞新生，深具淡斑祛疤特性，是一款極具大地特色的植物油。

| 植物名稱 |　玫瑰果
| 來源 |　種子，烘乾後冷壓
| 色澤 |　紅棕色

| 療癒特性 |
具有抗壞血病、抑制出血與利尿功效。玫瑰果的維他命 C 含量是柳橙的 20 倍。在 1930 年和 1940 年代左右，孩子會口服玫瑰果糖漿來補充維他命 C。玫瑰果本身具有滋補作用。

| 適合膚質 |
所具有去疤痕、淡化妊娠紋、治療濕疹、預防肌膚老化及緊實回春…等特性。需與其他種基礎油調合 10 至 30% 再使用。

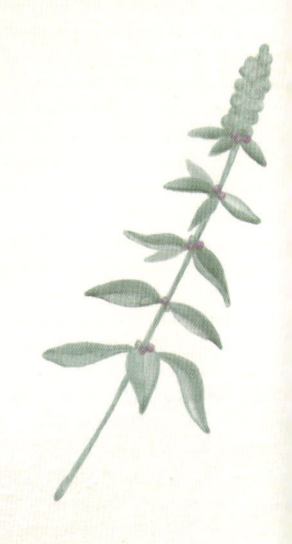

認識單方精油

以下將介紹 16 支單方精油,都適用於塑身按摩時做使用,包含萃取方式、氣味強度、療癒本質、香氣特徵⋯等,可以依照自身的需求選擇,並留意使用的安全規範。

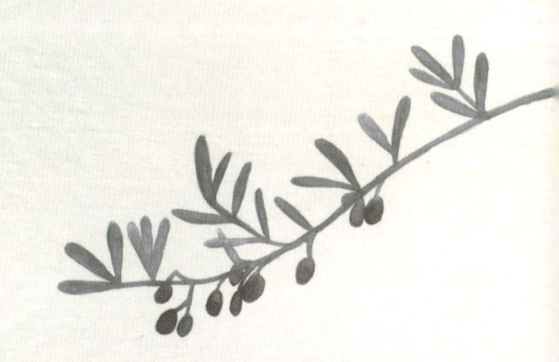

Vetiver

1 岩蘭草

拉丁學名：*Vetiveria zizanioides*
植物科別：禾本科

在遠古印度與爪哇，人們多用岩蘭草編織成草蓆及房屋頂篷，每當陽光曝曬，四週即會散發出陣陣草地馨香。而精油採擷使用根部部位，當根部越老越粗壯，其精油萃取的療癒分子將更顯優越，可用於平衡鎮定中樞神經，安撫飽受壓力、挫折、沮喪的身心，故稱之為「寧靜之油」。

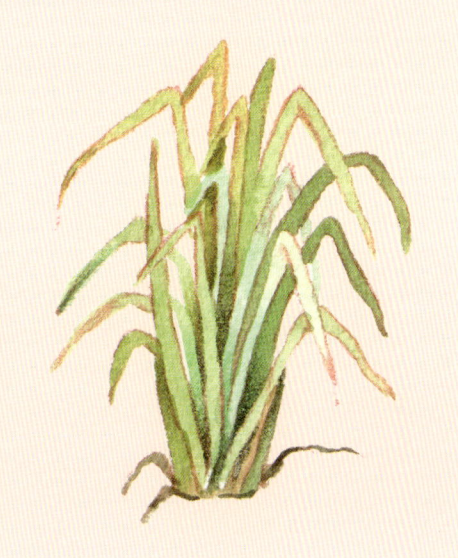

| 植物萃取部位 | 乾燥的根部
| 萃取方式 | 蒸氣蒸餾法
| 氣味強度 | 前味
| 療癒本質 | 基調
| 香氣特徵 | 複合式香氣、黏稠濃郁、有著大地土讓氣息及淡淡木質與檸檬馨香
| 發源生長地 | 印度、斯里蘭卡
| 化學屬性 | 倍半帖醇 60%、倍半帖烯、倍半帖酮、酸類

| 療癒性質 | 具深度放鬆特性、止痛、促循環（提振身體機能。促進末梢循環）、促進紅血球生成、促進淋巴代謝、激勵免疫系統、理順通經
| 心靈對應 | 深度放鬆特性、緩解緊張焦慮、抗憂鬱、助眠。安撫鎮定
| 情緒感官 | 安全踏實，舒活自在
| 適用類型 | 馬鈴薯型、蘿蔔型、西洋梨型、蓮霧型、茭白筍型、蘋果型
| 塑身對應 | 得以促進人體循環及淋巴代謝，改善機能停滯現象
| 安全規範 | 無

Part 3 芳香療癒與塑身使用

Patchouli

2 廣藿香

拉丁學名：Pogostemon patchouli ／ Pogostemon cablin
植物科別：唇形科

廣藿香在中國及印度被視為家庭必備良藥，具有興奮提神、止痛退燒…等功效。遠古絲路開啟，在運送絲綢布匹至歐洲的路途上，為避免蟲卵附著孵化並吃掉布匹，故會將廣藿香葉子平鋪放置於布層間隔，當物品送抵歐洲進行交易之時，廣藿香氣味即會隨著開箱而四溢，因此歐洲人稱之為來自東方的香氣。

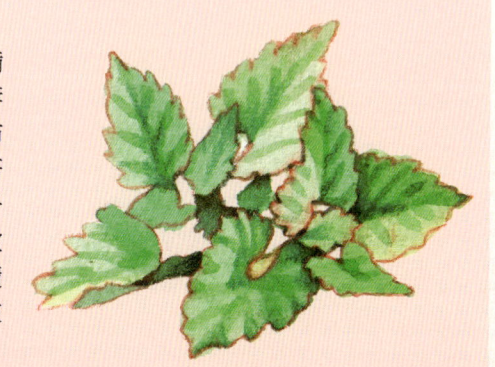

| 植物萃取部位 |　全株
| 萃取方式 |　蒸氣蒸餾
| 氣味強度 |　前中味
| 療癒本質 |　基調
| 香氣特徵 |　質地厚實、溫暖濃郁、帶點辛辣混合老舊氣息
| 發源生長地 |　印度、馬來西亞
| 化學屬性 |　倍半帖醇 40%、倍半帖烯、單帖烯、倍半帖酮

| 療癒性質 |　激勵滋養、助消化、催情、補強靜脈、促進組織與細胞功能再生、預防體液停滯
| 心靈對應 |　抗憂慮、抗焦慮、緩解壓力。
| 情緒感官 |　在溫暖的擁抱中，享受能夠愛人與被愛的覺醒
| 適用類型 |　馬鈴薯型、蘿蔔型、西洋梨型、蓮霧型、茭白筍型、蘋果型
| 塑身對應 |　滋補劑、促進血液流暢（防淤塞）、強化靜脈、補強靜脈壁、預防體液停滯
| 安全規範 |　極其溫和安全，孕期亦可使用。

Palmarosa
3 玫瑰草

拉丁學名：*Cymbopogon martinii*
植物科別：禾本科

於法國香水工業時代初期，香水工藝師發現早年僅用以噴灑室內維繫芬芳的玫瑰草，具有獨特的調香性能，得以調整香水工業慣用的氣味，如茉莉、依蘭…等過於甜膩的氣息，當佐以玫瑰草精油，即得瞬間改變其音階調性，幻化出無比順暢的療癒特質，也奠基了玫瑰草的芳香療癒地位。

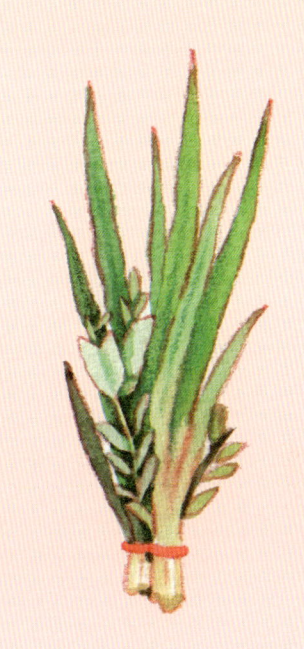

| 植物萃取部位 | 全株
| 萃取方式 | 蒸氣蒸餾
| 氣味強度 | 中前
| 療癒本質 | 前調
| 香氣特徵 | 特殊草香味，極具玫瑰與天竺葵氣息
| 發源生長地 | 印度、非洲、尼泊爾、南美
| 化學屬性 | 單帖醇 80-90%、單帖烯、酯類、倍半帖醇、醛類、單帖酮

| 療癒性質 | 抗菌、抗病毒、滋補劑（神經、子宮、心臟）、消炎止痛、促進細胞更新
| 心靈對應 | 中樞神經、前額葉。鎮定神經、緩壓、抗焦慮、釐清思緒
| 情緒感官 | 幫助從過往的噩夢中甦醒、回歸真我、正視現有的真實現況
| 適用類型 | 香蕉型、西洋梨型、茭白筍型、蘋果型
| 塑身對應 | 滋補劑（利神經、利子宮、利心臟）、促進細胞更新
| 安全規範 | 無，但敏感肌膚可稍降低劑量

Clary Sage
4 快樂鼠尾草

拉丁學名：*Salvia sclarea*
植物科別：唇型科

埃及與古羅馬時代，多以快樂鼠尾草浸泡於聖水中，再用來洗滌雙眼，據說有淨化、使之清澈的功效。而於中世紀，快樂鼠尾草所浸泡的茶液可用來治療眼部疾病，故世人稱之為清澈之眼。而時至今日，這獨特暖心的氣息多用在情緒理療，其賦予的舒適自在與心安，皆來自於其賦予的幸福感受。

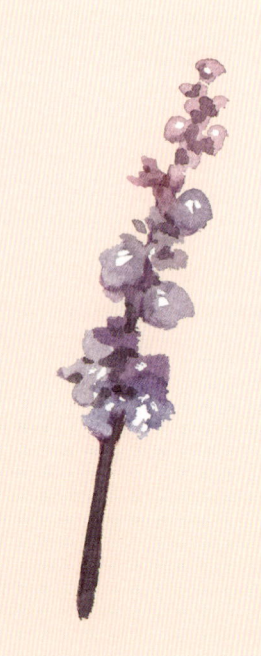

| 植物萃取部位 | 花頂及葉子
| 萃取方式 | 蒸氣蒸餾法
| 氣味強度 | 前味
| 療癒本質 | 中高階
| 香氣特徵 | 甜甜美妙的堅果香氣
| 發源生長地 | 義大利、法國、英國、美國
| 化學屬性 | 酯類 75%、單帖醇、單帖烯、倍半帖醇、倍半帖酮、單帖酮、氧化物、醛、醚…等

| 療癒性質 | 心輪、喉輪。增加幸福感受、緩解緊張壓力、解痙攣、放鬆肌肉、止痛、助消化
| 心靈對應 | 提振副交感神經，減壓放鬆、緩解緊繃煩躁，歇斯底里型頭痛及失眠
| 情緒感官 | 開啟內在之光，擁抱真實希望，展開羽翼任意遨翔
| 適用類型 | 馬鈴薯型、香蕉型、西洋梨型、蓮霧型、蘋果型
| 塑身對應 | 溫暖、抗痙攣，乳酸代謝、緩解肌肉緊繃並藉此軟化硬脂脂肪
| 安全規範 | 孕期忌用；此外，使用前、後 1 小時不可飲酒

Sweet Orange

5 甜橙

拉丁學名：*Citrus sinensis*
植物科別：芸香科

烈陽灑下輝映滿園金黃果實，散播大地愉悅柑橘馨香。甜橙又稱為柳橙，從果皮凹槽油囊中萃取。13世紀末才經由葡萄牙傳抵英國而遍行歐洲，其香氣甜美清新，得以安全穩定自律神經跳躍，故常用在幼童及老人之身心照護，用以穩定心神並排除負面煩躁憂愁，協助鎖定溫暖正面的思緒。

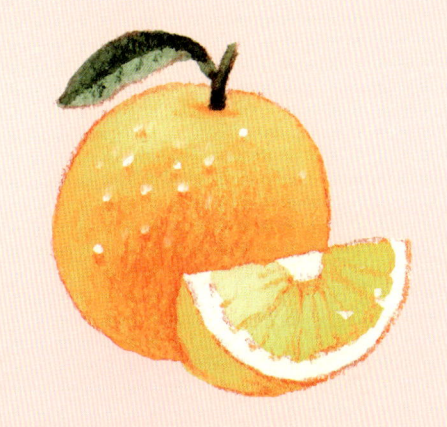

| 植物萃取部位 | 果皮
| 萃取方式 | 冷溫壓榨法
| 氣味強度 | 前味
| 療癒本質 | 前調
| 香氣特徵 | 橙皮馨香、溫暖圓潤，讓人感到心情愉悅。
| 發源生長地 | 地中海沿岸、加州、以色列、南美洲。
| 化學屬性 | 單帖烯98%、單帖醇

| 療癒性質 | 健胃助消化、鎮靜、抗憂鬱、緩解痙攣、安眠、季節性沮喪照護
| 心靈對應 | 太陽神經叢。極佳抗憂鬱特性、舒緩情緒緊張所產生的頭痛與偏頭痛症狀，可安撫鎮定情緒性失眠與精疲力竭現象
| 情緒感官 | 猶如稚嫩孩童般純淨喜悅、身心歡愉地探究這嶄新的世界
| 適用類型 | 蘿蔔型、西洋梨型、蓮霧型
| 塑身對應 | 促排汗、代謝皮脂髒汙，改善橘皮組織
| 安全規範 | 無；唯需注意其微量感光特性

Geranium, Bourbon
6 波旁天竺葵

拉丁學名：*Pelargonium asperum CV bourbon*
植物科別：牻牛兒科

天竺葵於 19 世紀的法國開始發跡，天竺葵品種眾多，市場上較為常見的波旁天竺葵是指產自於西南印度洋上的留尼旺島（古名稱為波旁島），其理療作用比另一款玫瑰天竺葵廣泛，極具強效循環促進與修護復原能力，英法流傳傳統配方即常用作婦女身心協助保健，不僅得以改善皮膚暗沉、疏通經期或更年期淋巴停滯，甚至改善情緒型胃潰瘍或便秘現象，故又有「窮人的玫瑰」之稱號。

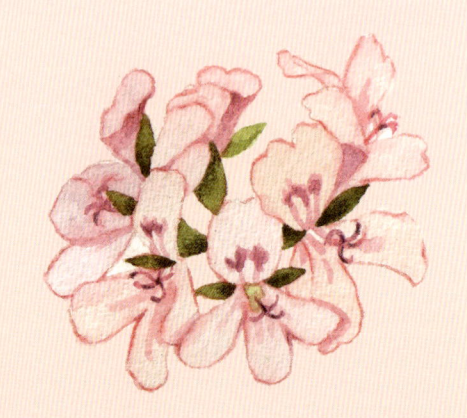

| 植物萃取部位 | 葉子
| 萃取方式 | 蒸氣蒸餾法
| 氣味強度 | 中等
| 療癒本質 | 中調
| 香氣特徵 | 氣質迷人、如同置身於廣大花叢中、蘊含強大療癒功效特性
| 發源生長地 | 留尼旺島、埃及
| 化學屬性 | 單帖醇 65%、酯類、醛類、單帖酮、倍半帖烯、倍半帖醇

| 療癒性質 | 鎮靜安撫、抗痙攣、激勵肝臟與胰臟、補強淋巴與靜脈、促循消水腫（尤其是午後的下半身浮腫）、荷爾蒙調節
| 心靈對應 | 太陽神經叢。激勵平衡、鎮定安眠、抗憂鬱、調理疲憊和神經衰弱
| 情緒感官 | 綠色大地的覺醒、孕育著生生不息的勇氣
| 適用類型 | 馬鈴薯型、西洋梨型、蓮霧型、茭白筍型
| 塑身對應 | 促進細胞修護與再生、利尿排水（尤其是午後的下半身浮腫）、調理體液停滯與蜂窩組織炎
| 安全規範 | 無；懷孕初期忌用

Rose Damascan
7 大馬士革玫瑰

拉丁學名：*Rosa damascena*
植物科別：薔薇科

玫瑰、遠從埃及時代即受萬般寵愛，然因萃取不易極其昂貴，直至 11 世紀阿拉伯多才多藝的醫生阿比西納 Avicenna 發明一種冷凝裝置放置於蒸餾儀中，此法大舉改善了一般蒸餾不易的困擾，更大大提升了玫瑰精油的取油率，因而改變了精油市場。更奠基了玫瑰精油於全球芳香療法「精油之后」的崇高地位。大馬士革玫瑰極具暖心修護特質，十分適合用作內分泌及情緒調節保健。

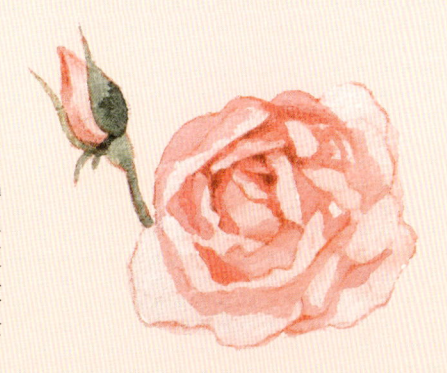

| 植物萃取部位 | 花
| 萃取方式 | 蒸氣蒸餾法
| 氣味強度 | 中等
| 療癒本質 | 基調
| 香氣特徵 | 蘊含愛的芬芳，持知恆久，沉穩孕育
| 發源生長地 | 保加利亞、土耳其
| 化學屬性 | 單帖醇 80%、帖烯化合物、酯類、苯乙醇、氧化物、醚類、倍半帖醇

| 療癒性質 | 荷爾蒙調節（例如：婦科情緒症狀）、平衡胃肝腎、促進膽汁分泌、解肝毒、滋養神經與生殖系統、止血收斂、心臟、子宮滋補劑
| 心靈對應 | 內在感官照護、溫和抗憂鬱、沉靜舒壓、輔助安眠
| 情緒感官 | 如同身處於母性慈愛光輝下，學會怡然自得、享受自在本心
| 適用類型 | 馬鈴薯型、蘿蔔型、西洋梨型、蓮霧型、蘋果型
| 塑身對應 | 調順婦科機能與經前症候群、心因影響之內分泌與賀爾蒙失衡
| 安全規範 | 無；唯少數人會產生皮膚過敏反應；唯孕產婦使用需注意

Part 3 芳香療癒與塑身使用

Ginger

8 薑

拉丁學名：*Zingiber officinale*
植物科別：薑科

生薑於中西方藥草學理皆廣為使用。不僅用以暖活身軀，更有驅濕祛寒之特性。透過莎草紙呈現古埃及醫藥曾嘗試取薑液塗敷用來驅逐肢體疼痛，然而或許對於薑的掌握周全，而留下多數皮膚泛紅致敏記載。而希臘、羅馬人著手以薑入菜用以改善胃疾不適，另以稀釋的薑液塗抹於浸泡溫泉後的肌肉或關節處用作疼痛紓解而著稱。

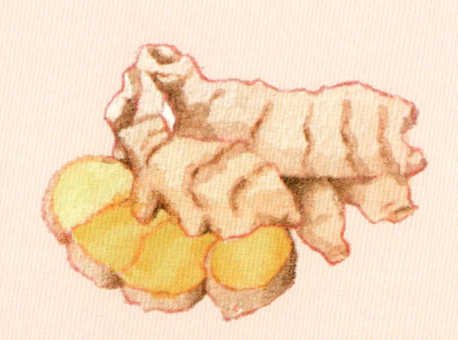

| 植物萃取部位 | 根部
| 萃取方式 | 蒸氣蒸餾法
| 氣味強度 | 前味
| 療癒本質 | 基調
| 香氣特徵 | 熱性質感、略帶微辣馨香氣息淡淡木質與檸檬馨香
| 發源生長地 | 馬達加斯加、中國
| 化學屬性 | 倍半帖烯 55%、單帖烯、單帖酮、單帖醇、倍半帖醇、醛類

| 療癒性質 | 極佳抗痙攣、止痛、驅風排氣、消化系統、養肝、退燒、催情、促發汗、充氧促循環
| 心靈對應 | 洋溢熱性溫暖、兼具性機能強化、暖心暖性、恢復疲勞、增進感官知覺敏銳
| 情緒感官 | 跳脫不變思維，賦予展新樣貌迎接新生
| 適用類型 | 馬鈴薯型、蘿蔔型、西洋梨型、蓮霧型、蘋果型
| 塑身對應 | 增進循環機制、改善氣血循環機能不良症狀、靜脈曲張照護
| 安全規範 | ❶ 能導致部分使用者出現強烈紅皮，需適量使用，過量恐有皮膚過敏疑慮
| | ❷ 過量易造成肌膚刺激及腎臟受損，因此需注意調配劑量，嬰幼兒、孕產婦、體虛者應更加注意

Cedarwood Verginian
9 維吉尼亞雪松

拉丁學名：*Juniperus virginiana*
植物科別：柏科

古埃及莎草紙記載，雪松得以驅吉避邪、避免惡靈侵擾，且可添加於護膚保養品中、有助抗老回春。於法國香水工業、維吉尼亞雪松因其獨特沉穩氣息而成為當時代用以定香的首要選擇之一，也因其氣味陽剛而同時擁有壯陽稱號。維吉尼亞雪松俗名又稱「鉛筆柏」，不僅因為樹幹得以用來製成鉛筆，其氣味亦蘊含削鉛筆時濃郁的木質氣息，多用以調息養氣、作為身心保健，且具水腫消弭之效。

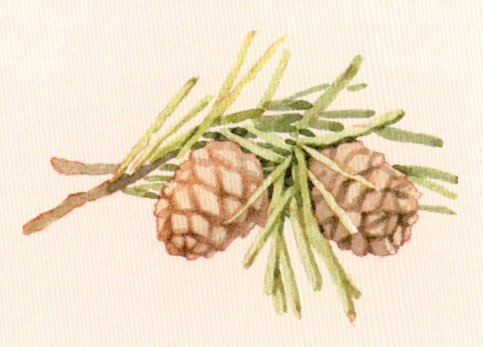

| 植物萃取部位 | 木片
| 萃取方式 | 蒸氣蒸餾法
| 氣味強度 | 中後味
| 療癒本質 | 基調
| 香氣特徵 | 弗遠遼闊的木質氣息，如同身處深谷秘境
| 發源生長地 | 美國
| 化學屬性 | 倍半帖烯 60%、倍半帖醇

| 療癒性質 | 靜脈滋養、強化神經傳導（尤以靜脈和淋巴）、抗憂鬱、利尿
| 心靈對應 | 杏仁核。抗沮喪、抗焦慮、安撫鎮定神經相關的緊繃病症、強化恢復神經傳導
| 情緒感官 | 跳脫虛幻，奠定自我價值
| 適用類型 | 馬鈴薯型、蘿蔔型、西洋梨型、蓮霧型、茭白筍型
| 塑身對應 | 利尿、補強靜脈、暢通靜脈阻塞，提振人體排毒機制
| 安全規範 | 無

Black Pepper
10 黑胡椒

拉丁學名：*Piper nigrum*
植物科別：胡椒科

遠自希臘、羅馬，黑胡椒是航海交易及皇室進貢之珍品，其價值等同於黃金，故有「黑色黃金」之稱。人們發現黑胡椒的熱性能量得以提振活力有助生命力滋長，更於印度傳統古式阿育吠陀療法中獲得印證，黑胡椒不僅在當時成為退燒法寶，更是治療霍亂的古老藥草。而遠從東方傳至歐洲，依憑的卻是其溫暖激勵的催情特性。

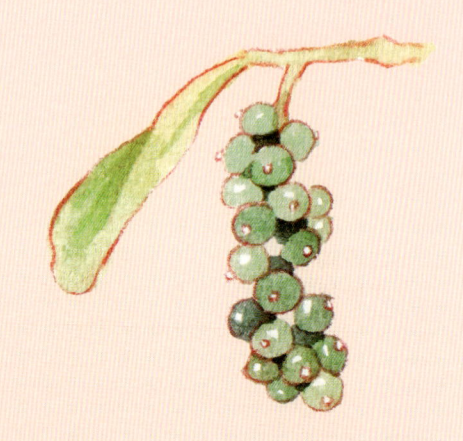

| 植物萃取部位 | 乾燥磨碎的果實
| 萃取方式 | 蒸氣蒸餾法
| 氣味強度 | 前中味
| 療癒本質 | 中調
| 香氣特徵 | 積極強烈的氛圍、散佈溫暖胡椒馨香
| 發源生長地 | 馬達加斯加
| 化學屬性 | 單帖烯 50%、倍半帖烯、醚類

| 療癒性質 | 止痛、抗痙攣、驅風排氣、調理消化、促進肝臟機能、促發汗
| 心靈對應 | 太陽神經叢。生命動力來源、緩解僵硬與疲憊
| 情緒感官 | 跳脫不變思維，賦予展新樣貌迎接新生
| 適用類型 | 馬鈴薯型、蘿蔔型、西洋梨型、蓮霧型、茭白筍型、蘋果型
| 塑身對應 | 促進紅血球細胞生成、軟化脂肪、利尿
| 安全規範 | ❶ 可能導致部分使用者出現強烈紅皮現象，需適量使用，過量恐有 皮膚過敏疑慮

❷ 過量易造成肌膚刺激及腎臟受損，因此需注意調配劑量，嬰幼兒、孕產婦、體虛者應更加注意

Cinnamon

11 肉桂

拉丁學名：*Cinnamomum zeylanicum*
植物科別：樟科

從古自今，肉桂一直是人們所熟悉且被視為珍貴寶物的重要香料，其熱性溫潤的馨香有助燃起最原始的生存本能，用以提振情慾感官，也用以表達詮釋愛情的堅貞與獨一。希臘、羅馬文化用以浸製調香散播於日常。中國人用以活血通經、緩解胃腸脹氣且降肝火。歐洲人則運用其溫熱的特性將其納入調酒、增添生活歡愉，除了暖身禦寒，更得以激勵促進循環代謝保健。

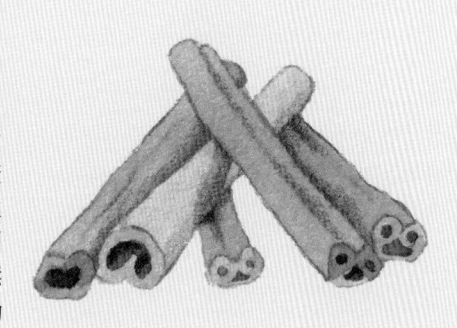

| 植物萃取部位 | 樹皮
| 萃取方式 | 蒸氣蒸餾法
| 氣味強度 | 前味
| 療癒本質 | 前中階
| 香氣特徵 | 蘊含木頭馨香，略帶辛辣味，給人溫暖實質感受
| 發源生長地 | 斯里蘭卡、印尼、中國
| 化學屬性 | 醛類 85%、香豆素 8%、酚類 4%、酸類

| 療癒性質 | 抗菌、抗憂鬱、提振免疫力、胃腸與呼吸保健、軟脂消脹、促循環、改善手腳冰冷
| 心靈對應 | 催情、滋補身心、抗憂鬱
| 情緒感官 | 熱情洋溢、綻放新生、更勇於跨出穩健踏實的路途
| 適用類型 | 馬鈴薯型、蘿蔔型、西洋梨型、蓮霧型、茭白筍型、蘋果型
| 塑身對應 | 活絡血循、增進乳酸代謝、促進消化機能代謝、增進腸胃蠕動、軟化脂肪
| 安全規範 | ❶ 可能導致部分使用者出現強烈紅皮，需適量使用，過量恐有皮膚過敏疑慮
❷ 過量易造成肌膚刺激及腎臟受損，因此需注意調配劑量，嬰幼兒、孕產婦、體虛者應忌用

Part 3 芳香療癒與塑身使用

Lemon

12 檸檬

拉丁學名：*Citrus limonum*
植物科別：芸香科

傳說檸檬是由阿拉伯商人運至歐洲，首次文字記載來自 10 世紀一部攸關農業的阿拉伯著作中，至 15 世紀中期才廣泛於義大利城市展開種植。其富含豐富維他命 C 特質，改善控制了遠航航員致命的殺手－壞血病。而至 17-18 世紀，西班牙及葡萄牙發現其優越的解毒殺菌特性，並極具修補緩解口腔黏膜破損之效能，並有助於消除疲倦提振身心，且有助思緒澄清而廣受民眾喜愛。

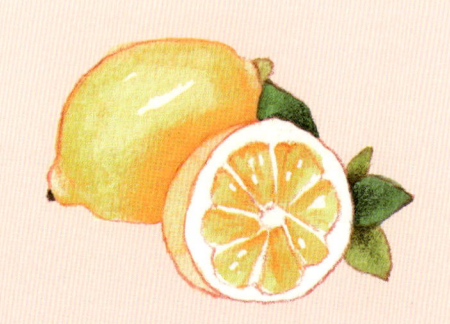

| 植物萃取部位 | 果皮
| 萃取方式 | 冷溫壓榨法
| 氣味強度 | 前味
| 療癒本質 | 前調
| 香氣特徵 | 清新果香、帶著淡淡的酸楚、蘊含提振的氣息
| 發源生長地 | 印度、西班牙、葡萄牙、美國、法國
| 化學屬性 | 單帖烯 90%、醛類、倍半帖烯、單帖醇、香豆素

| 療癒性質 | 強效殺菌、提振免疫力（刺激白血球活性）、淨化、溫和止痛（尤以風濕性關節炎、痛風、尿酸堆積）
| 心靈對應 | 太陽神經叢。清新提振，穩定心神
| 情緒感官 | 擺脫噩夢、重生
| 適用類型 | 馬鈴薯型、蘿蔔型、西洋梨型、蓮霧型、茭白筍型、蘋果型
| 塑身對應 | 活絡血循、維持人體酸鹼平衡、協助乳酸代謝、軟化脂肪
| 安全規範 | ❶ 低劑量使用，對於過敏性膚質極易導致光敏刺激或敏感反應
| | ❷ 按摩時，建議濃度不超過 1%，泡澡時僅需 1~2 滴並與基質充分乳化

Peppermint

13 胡椒薄荷

拉丁學名：*Mentha piperita*
植物科別：唇形科

薄荷使用歷史悠久，近千年的時光轉變已開拓數千品種，而以芳療而論也有 10 多種品項於世界各國廣為運用。遠從希臘時代，香水佩帶一躍成為男人魅力的象徵，而極具強勁且充滿力量的薄荷氣味正是當時男士的最愛。然而於中國醫學記載，薄荷「性涼、味辛」，主治消化促進且可促發汗驅風寒，有助滋養提振，活化身心，是一款極具強力激活的藥理屬性精油。

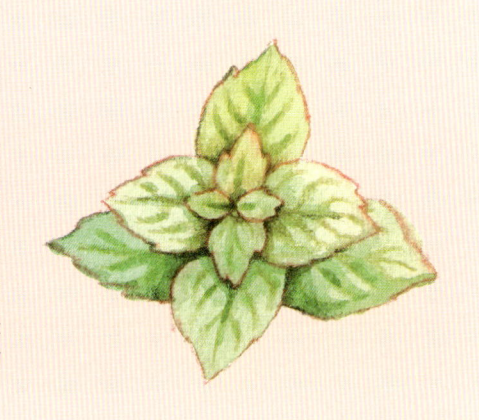

| 植物萃取部位 | 葉子
| 萃取方式 | 蒸氣蒸餾法
| 氣味強度 | 前味
| 療癒本質 | 前調
| 香氣特徵 | 簡潔有力、嗆涼青草香
| 發源生長地 | 美國、歐洲
| 化學屬性 | 單帖醇 50%、單帖酮、酯類、單帖烯、氧化物、醚類

| 療癒性質 | 養肝利膽、補強胰臟、殺病毒、止痛止癢、促發汗、調節卵巢功能（具類荷爾蒙）
| 心靈對應 | 活化清新、重整神經連結與傳遞
| 情緒感官 | 唯一的道路即在前方、給與勇敢向前邁進的勇氣
| 適用類型 | 馬鈴薯型、蘿蔔型、西洋梨型、蓮霧型、茭白筍型、蘋果型
| 塑身對應 | 促進膽汁分泌調、軟化脂肪、促循環、促發汗
| 安全規範 | ❶ 懷孕與哺乳期婦女忌用，嬰幼兒也忌用
❷ 使用劑量宜控制，切勿長時間使用

Rosmary
14 樟腦迷迭香

拉丁學名：*Rosmarinus officinalis*
植物科別：唇型科

迷迭香是歷史上極早用於醫藥的植物，不僅用以防腐殺菌，更得以用作空氣薰香淨化及敬天祈福。希臘、羅馬視迷迭香為神聖的植物與再生復甦的象徵，人們燃燒迷迭香枝條來驅除惡靈。歐洲民間更慣於將之泡酒，用以塗抹於頭皮協助毛囊活化以促進毛髮生長，且因為相信迷迭香得以幫助脂肪代謝，故常被當成減肥軟脂藥方備受喜愛。

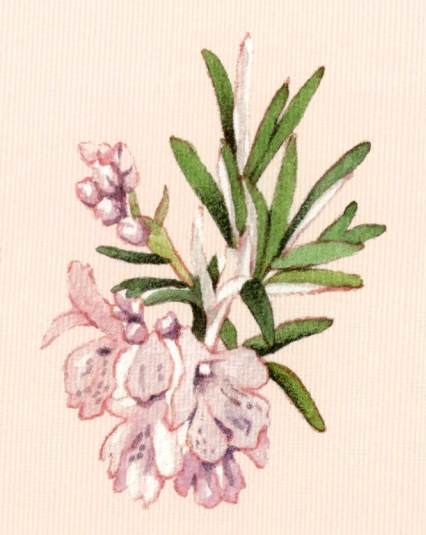

| 植物萃取部位 | 花頂與草葉
| 萃取方式 | 蒸氣蒸餾法
| 氣味強度 | 中等
| 療癒本質 | 前中調
| 香氣特徵 | 濃烈帶點涼、強勁清心的薄荷藥草香氛
| 發源生長地 | 突尼西亞、法國、西班牙、中國
| 化學屬性 | 單帖酮 30%、單帖烯 40%、氧化物、單帖醇、酯類、倍半帖烯

| 療癒性質 | 止痛、抗痙攣、有助腦神經修護、增進記憶與專注力、平衡皮脂、預防脫髮、促進新陳代謝、促進膽汁分泌、提振肝臟機能
| 心靈對應 | 緩解壓力、能量賦予、提振精神、增進活力
| 情緒感官 | 走出自設枷鎖、穩健邁步迎向陽光
| 適用類型 | 馬鈴薯型、蘿蔔型、西洋梨型、蓮霧型、茭白筍型、蘋果型
| 塑身對應 | 刺激腎上腺、促進機能順暢，利尿、促血循、排解體液滯留
| 安全規範 | ❶ 懷孕與哺乳期婦女忌用，嬰幼兒也忌用
　　　　　　❷ 高血壓、癲癇患者忌用

Grapefruit

15 葡萄柚

拉丁學名：*Citrus paradisi*
植物科別：芸香科

葡萄柚的由來傳聞眾多，傳說葡萄柚是於17世紀中於拉丁美洲巴巴多斯群島的加勒比海島上被發現，至1823年被引種到美國佛羅里達州作為商業培植。後來經植物學家James Macfadyen鑑定，其為芸香科柑橘屬植物的新品種，並於1830年正式發表於第一期的《虎克植物學雜集》（Hook Botanical Miscellanea）。對於這奇妙多汁，酸中有著濃郁甜味的大型柑橘水果，因其風味宛如「天堂*paradisi*」而初期命名為*Citrus paradisi Macf*。

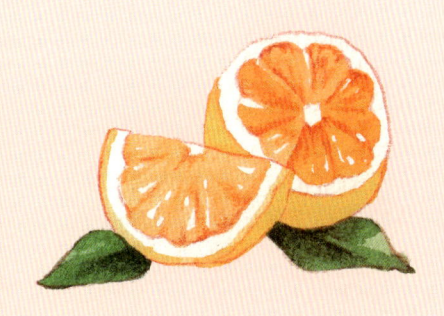

| 植物萃取部位 | 果皮
| 萃取方式 | 冷溫壓榨法
| 氣味強度 | 前味
| 療癒本質 | 前調
| 香氣特徵 | 炙陽下的溫潤果香，愉悅隨興散播著
| 發源生長地 | 以色列、巴西、佛羅里達、加州
| 化學屬性 | 單單帖烯95%、醛、香豆素

| 療癒性質 | 調理體液停滯、蜂窩組織炎、利尿、解毒、緩解肌肉僵硬疼痛、助消化
| 心靈對應 | 杏仁核照護。抗憂鬱、緩壓力、調理季節性情緒失調（S.A.D.）、調節中樞神經
| 情緒感官 | 純然的喜悅孕育而生，愛因為自信而滋長
| 適用類型 | 馬鈴薯型、蘿蔔型、西洋梨型、蓮霧型、茭白筍型、蘋果型
| 塑身對應 | 促循環、消彌肌肉僵硬與疲勞、排除乳酸、利尿、刺激淋巴系統功能（消水腫促代謝、蜂窩組織炎）、分解脂肪
| 安全規範 | 使用後，6-8小時內避免曝曬於陽光下

Part 3 芳香療癒與塑身使用

Cypress

16 絲柏

拉丁學名：*Cupressus sempervirens*
植物科別：柏科

絲柏的特質僅從其拉丁文第二字種名－Sempervirens即可探見其「永生」意含，先天獨特堅強剛毅氣息能即刻紓緩憤怒沮喪情緒。更因優良防腐特質，希臘人常採用絲柏木雕塑神像，以張顯對於神靈的尊崇與對永生的嚮往。其獨特迷人的琥珀氣息，讓歐洲人十分著迷，進而廣泛添加於各種民生用品以消除疲勞、緩解情緒、消弭腦中喋喋不休的負面情緒。

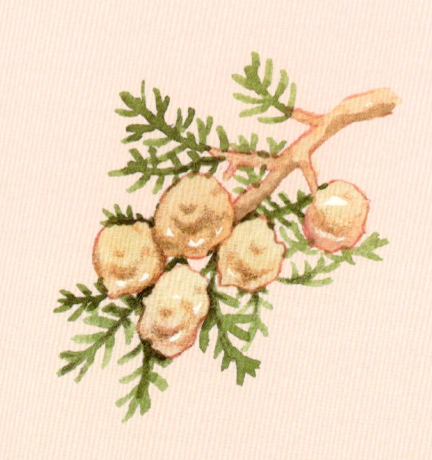

| 植物萃取部位 | 針葉
| 萃取方式 | 蒸氣蒸餾法
| 氣味強度 | 中等
| 療癒本質 | 中調
| 香氣特徵 | 新鮮、朝陽般煙燻氣息、喜悅孕育新生
| 發源生長地 | 法國
| 化學屬性 | 帖烯70%、倍半帖烯、單倍半帖醇

| 療癒性質 | 調理體液停滯、收斂、止汗、蜂窩組織炎、利尿、解毒、緩解肌肉僵硬疼痛、調理經前症候群、助消化
| 心靈對應 | 中樞神經照護。類雌激素調節、經前症候群保健、抗焦慮、消除壓力或恐懼、消弭過度緊張
| 情緒感官 | 反璞歸真、無為知足
| 適用類型 | 蘿蔔型、西洋梨型、蓮霧型、茭白筍型
| 塑身對應 | 體液調節（例如靜脈曲張保健）、止汗、消水腫、促循環代謝
| 安全規範 | ❶ 婦婦腫瘤／癌症患者忌用
| | ❷ 孕期婦女忌用

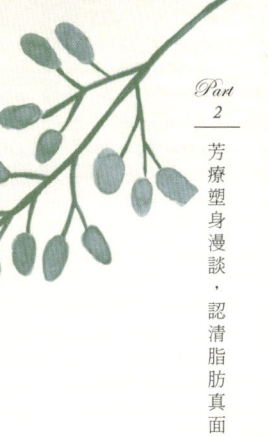

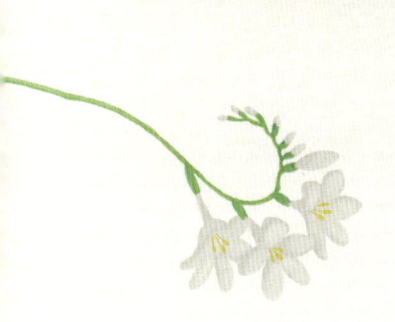

精油的新陳代謝與香氣調性

在傳統使用藥草的自然療法中，性能較弱的器官特別容易吸收來自藥草的分子，而芳香療法中的精油分子也是如此。當精油透過皮膚、黏膜進入人體後，經由人體循環會將精油帶往全身，因此，身體當中血液流量較大的器官或組織，該處細胞所接受到的精油分子相對也較多。我們的內分泌腺體、心臟、肺臟、腦、肝臟、腎臟、脾臟是血液流量最大的幾個器官，接下來才是脂肪含量較少的皮膚與肌肉，之後為脂肪組織，血液流量最少的則是韌帶、肌腱、牙齒與骨骼。

當精油進入靜脈循環後,便會被帶到肺臟、腎臟及皮膚,以呼吸、尿液及排汗方式與其他的身體廢物排出體外,人體內幾乎 95% 的排泄都是透過腎臟→尿液的路徑排出。一旦精油進入體內後,於血液、呼吸氣體及尿液中都可以測到精油分子的存在。

依香氛而言,當香氣隨著時間推移,具揮發特質的香味將不斷地揮發,而就各種芳香分子的揮發率不一樣,也就造成不同時段擁有不同香味的魔幻境界,在芳療的世界我們依其揮發程度分類為前調、中調與基調,其調性不僅在於香氣散播,更攸關精油進入人體的各別速率與療癒特質。調性類別如下:

前調 Top Note

芳香分子最輕最小,大部分的果實類精油都是屬於前調的氣味,氣味穿透性強,揮發性最快。於配方中通常是最先被聞到的精油香味,按照其精油種類不同,香味與療機制能夠維持數分鐘到 1-2 小時之久。

・常見精油有:
羅勒、佛手柑、尤加利、葡萄柚、月桂、醒目薰衣草、檸檬、檸檬香茅、桔、甜橙、玫瑰草、歐薄荷、茶樹、百里香…等。

中調 Middle Note

核心調,大部分草本類植物比較屬於中調的氣味,是散發香味的主體,可緩和前調的氣味。中調精油的揮發速度中等,通常在配方中是接連前調後飄散而出的香味,這種香氣會徘徊一陣子然後才消散,於人體療癒中約能維持數小時以上。

·常見精油有：
黑胡椒、胡蘿蔔籽、德國洋甘菊、羅馬洋甘菊、絲柏、甜茴香、天竺葵、牛膝草、杜松果、純正薰衣草、松紅梅、甜馬鬱蘭、純正香蜂草、香桃木、松針、迷迭香、花梨木⋯等。

基調 Base Note
它的芳香分子最大最重，木質類、草根類精油多屬於基調的氣息，主要幫助用於定香與療癒功能維持。是配方中最後才顯現而出的精油香味，分子揮發度低，這類的精油香味會在前調與中調都消散後還持續徘徊著，或許數小時亦或數天之久；基調在配方中會導致他類調性精油揮發度降低。

·常見精油有：
安息香、雪松、乳香、薑、茉莉、沒藥、廣藿香、摩洛哥玫瑰、檀香、穗甘松、岩蘭草、依蘭⋯等。

當然精油調性並非絕對，仍需依憑人體健康狀況及個人對於香氣的感受強弱論斷。初步了解精油的揮發程度後，於之後的章節將會帶領大家學習如何調香並選擇適合自己使用的精油。

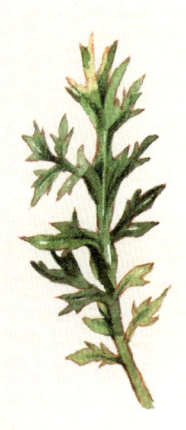

善用芳療
為身體啟動滋養與代謝

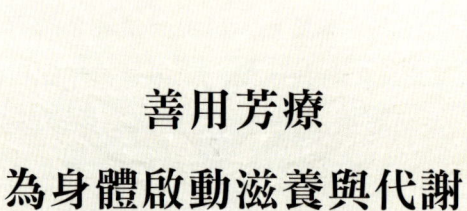

先前談到，人體的健康全憑新陳代謝維繫，為了讓細胞汰舊，就需要足夠的養分與動力，讓細胞在更新與分裂之際得以有充沛的力量提供所需，用以滋養並協助人體運行滋長。以芳療面來說，我會把適合輔助塑身的精油分為兩大方向：滋養與代謝。

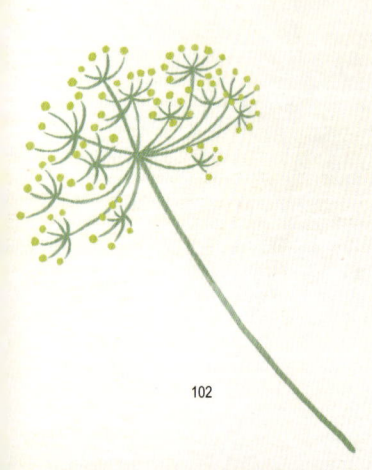

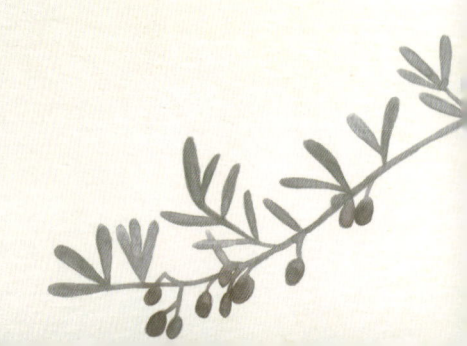

* 想增加滋養…

滋養的層面寬廣，主要是為了激勵新生、供給養分，有時憑藉單純的溫度或循環促進，即能賦予人體莫大的支持力量。精油種類包含了岩蘭草、廣藿香、玫瑰草、快樂鼠尾草、甜橙、波旁天竺葵、大馬士革玫瑰、薑…等，其協助特性如下：

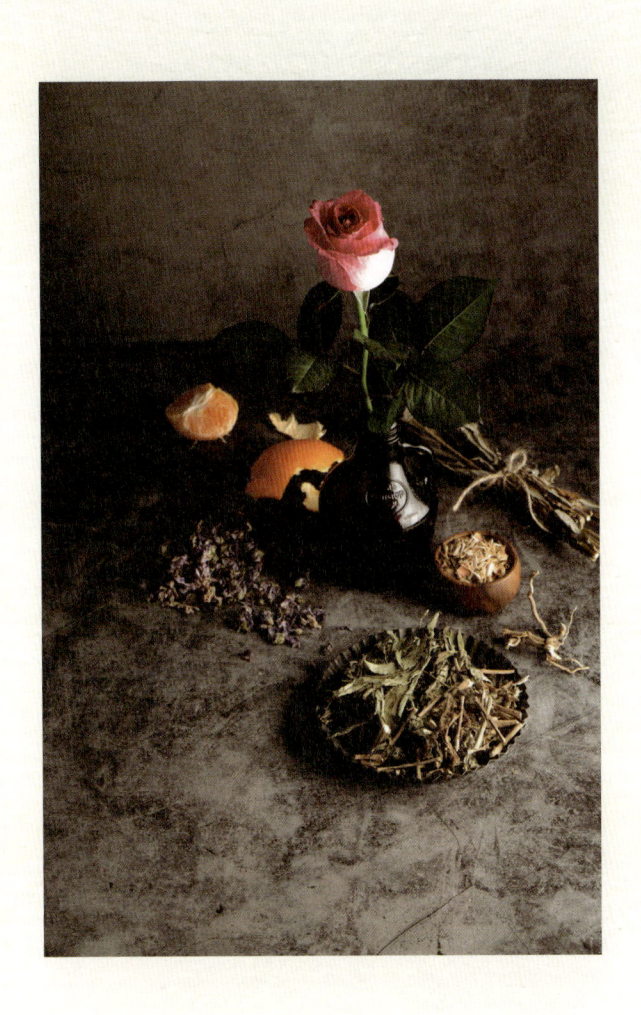

- 岩蘭草 *Vetiveria zizanoides*

名為「寧靜之油」，有著極佳的滋補特性。萃取來自於根部，蘊含大地充沛的能量，適合活化情緒起伏、壓力高漲或循環不良的囤積型硬脂肪。

- 廣藿香 *Pogostemon patchouli / Pogostemon cablin*

溫潤怯濕，十分適合濕冷的節氣，以強烈溫潤的泥土氣息，暖暖傳達著疏通之意，用以協助停滯型脂肪。

- 玫瑰草 *Cymbopogon martinii*

夾帶玫瑰氣味的宜人草香，得以緩和體內各種慢性炎症，提振免疫，維繫人體應有運行，藉以活化細胞，改善細胞鈍性。

- 快樂鼠尾草 *Salvia sclarea*

其香氣濃郁，擁有獨特的專屬氣息，蘊釀散播著幸福的感受，用以紓解憂鬱與焦慮，給予身心莫大鼓舞。

- 甜橙 *Citrus sinensis*

橙皮馨香，溫暖圓潤，用以提振免疫機能，緩解情緒壓力，賦予身心最大的支持動力。

・波旁天竺葵 *Pelargonium asperum CV bourbon*

氣息豐富迷人，蘊含強大療癒力量，兼具滋養、激勵、提振、平衡特性，得以支援促進細胞修護力量。

・大馬士革玫瑰 *Rosa damascena*

滋養生殖泌尿系統，蘊含愛的芬芳，幫助內分泌荷爾蒙調理，是極佳的婦科滋補劑，用以調順女性能量。

・薑 *Zingiber officinale*

陽性滋養、祛濕補氣，其熱性氣息充斥著大地強勁的能量，用以推動生息滋長，奠基穩健踏實的力量。

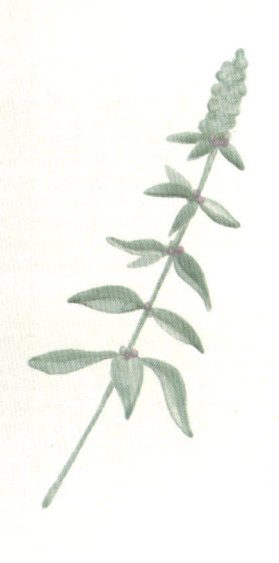

* 想促進代謝⋯

人體代謝、實有汰舊重生之意，舉凡細胞分裂、人體機能運行，代謝的力量成為強而有力的推手，推動著循環新生的悸動，並燃起流速宣洩的暢快。代謝的層面多變，除了用以活絡促進，更得以協助消弭廢棄物質停滯，良好的代謝更新，就能迎接嶄新全然的自己。精油種類包含了維吉尼亞雪松、薑、黑胡椒、肉桂、檸檬、胡椒薄荷、樟腦迷迭香、葡萄柚、絲柏⋯等，其協助特性如下：

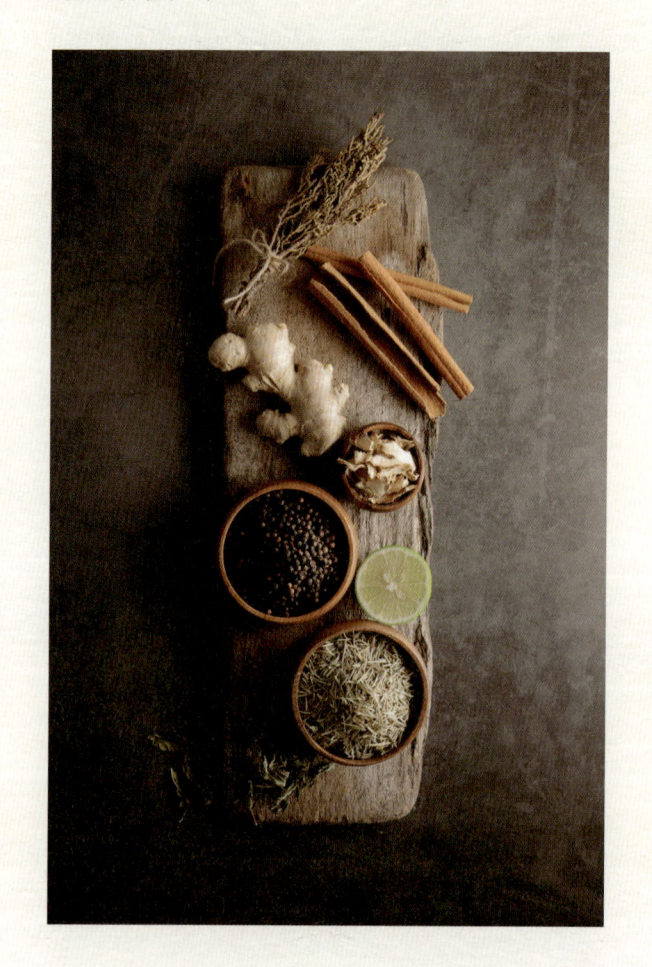

· 維吉尼亞雪松 *Juniperus virginiana*

弗遠遼闊的木質氣息，帶來高山峻嶺的復甦力量，用以驅逐停滯，孕育重塑新生。

· 黑胡椒 *Piper nigrum*

暖性炙熱馨香，促進人體系統的雀躍，活躍肝脾機能，疏通代謝以恆定人體的順暢。

· 肉桂 *Cinnamomum zeylanicum*

熱情洋溢、綻放新生，促進人體機能代謝，增進體液流佈，啟動暖身暖心的實質感受。

· 檸檬 *Citrus limonum*

清新果香、蘊含提振竄流的氣息，絲縷滲透讓停滯無所遁形，刺激白血球活性，提振免疫活絡。

· 胡椒薄荷 *Mentha piperita*

簡潔有力、嗆涼青草香氣，強力止痛舒解痙攣，促進膽汁分泌、補強代謝機制，賦予邁步前行的勇氣。

・樟腦迷迭香 *Rosmarinus officinalis*

醒腦香氣強勁清晰,激勵細胞更新,消弭阻塞停滯,活絡人體循環順暢,給予汰舊換新的支持性能量。

・葡萄柚 *Citrus paradisi*

隨興散播歡愉流暢的馨香,疏通調理壅塞停滯,刺激淋巴刺激淋巴協助分化脂肪,促進人體體液流暢。

・絲柏 *Cupressus sempervirens*

朝陽般煙燻氣息,孕育極佳收斂特性,得以驅逐細胞組織多於體液,改善浮腫、調理促進血液循環。

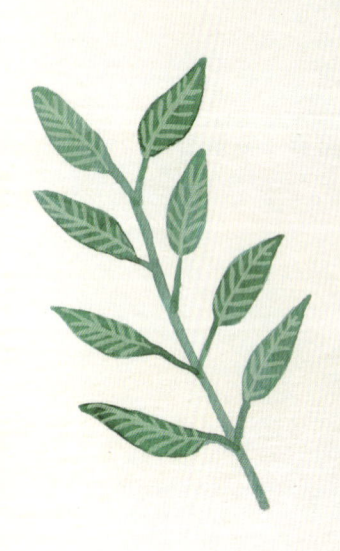

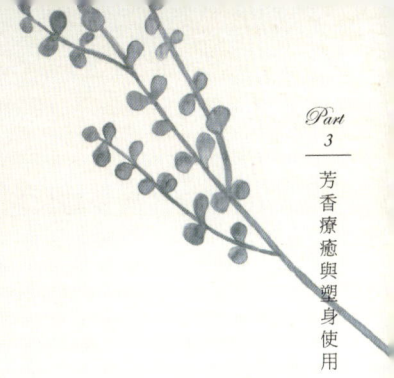

正確調配用油，
輔助按摩塑身

精油調配之品項數字其實有著莫大的學問，到底劑量配方該使用多少款精油？品項使用越多就越好嗎？讓我們先從氣味論斷，當調製品項越多，氣味勢必更加豐富，但是除了對於香味有過人天賦外，即需要長時間探索研究，使能掌握香氣調性，否則對於一般調香初學者而言，越少的品項，反倒較不容易出錯。另就療癒性而言，品項少則療癒功效直接簡潔，而當品項越多雖作用較為寬廣，但效能也將趨於分散。

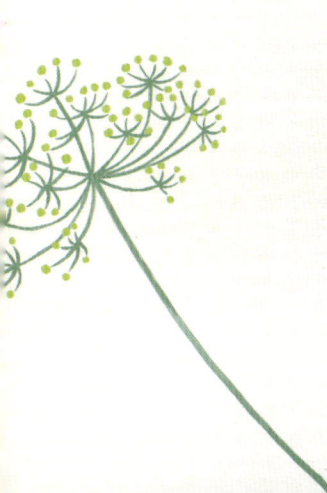

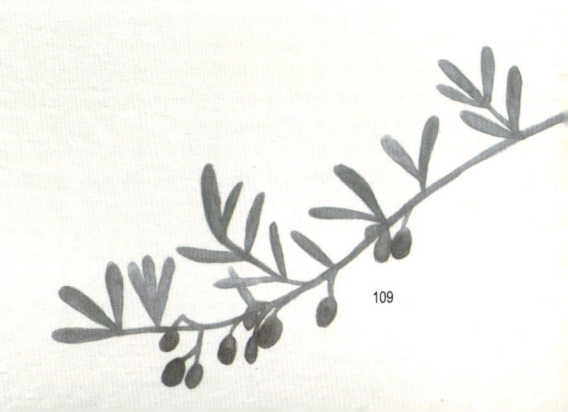

我該選幾種精油呢⋯

・單純針對軟脂或排水：1-3 種
・任何心因性及情緒困擾而導致的肥胖症狀：3-5 種

單純針對脂肪或排水的精油因目標明確，故品項選則可稍事減少，單純就精油特性，選擇軟脂袪水之 1-3 款調配即可。

當確認精油的使用品項後，即可開始著手進行精油調配，首先，您應該先知道精油的正確儲存保鮮方式、調配方針、劑量使用⋯等，才能正確使用、並達到輔助塑身的效果。以下是關於精油保鮮的 10 個要領：

1 遠離兒童與寵物
避免孩童及寵物不適當碰觸或使用而造成傷害。

2 儲存於深色的瓶身
避免光、熱影響精油本質，破壞分子結構。

3 使用後需緊閉瓶蓋
避免遭受空氣氧化，造成香氣活性揮發，改變化學成分之間的平衡。

4 使用玻璃瓶存放
由於精油的濃縮特質，切忌將純質精油存置於玻璃瓶以外的容器，恐有穿透塑膠，並造成金屬容器腐蝕之疑慮。

5 低溫儲存精油瓶
避免精油內活性分子變質，喪失療效特性（但不建議放置冰箱內）。

6 瓶身需直立擺放
避免塑膠滴頭變形。

7 遠離火源
注意精油之易燃特性。

8 大容量請分瓶使用
通常大容量採買易超過30ml，建議分裝至數個較小的瓶子中使用，較易保存。

9 忌搖晃
精油分子輕重及厚薄度不同，精油滴數將會產生快慢差異，宜耐心等候，切忌搖晃甩灑。

10 於瓶身做標註
無論是新開瓶的精油或手作調製品，皆需於瓶身確切標註其內容名稱、開瓶日期或調製日期及有效期限…等。

11 註明有效期限
精油儲存倘若方式合宜，則保存期限即得以萃取部位及萃取方式的不同來加以論斷，常見精油類型的保存期限如下：

柑橘冷壓類精油 3-6 個月
植株蒸餾類精油 6-12 個月
木心樹酯類精油 2 年以上

12 保持瓶口潔淨
為確保精油品質，故精油調製後宜確保瓶口潔淨，你可準備乾靜棉布擦拭瓶口外圍（切忌直接擦拭碰觸到瓶口，容易導致汙染），或亦可使用乾淨面紙替代哦！

調配之前的專業奠基

依據下列 6 種因素,則選用精油的種類、濃度、使用方式及部位將有所不同。

- 年齡層(塑身調油不適合給予嬰幼孩童或青少年)
- 整體健康狀況
- 欲處理的部位及範圍(局部使用或全身)
- 施用方法(施以按摩或僅塗抹使用)
- 配方的使用頻率(可調製每日使用 1-3 回之不同劑量)
- 精油的特性(倘為熱性或較為刺激性之精油,宜減少劑量調製)

通常將塑身按摩分為「全身性」與「局部性」按摩,兩種又再以一般性健康者及體需氣弱者分為兩類,其分別濃度則有所不同,故調配之前需加留意哦!

全身性塑身按摩

* 精油濃度使用範圍 2-2.5% *

- 一般性健康塑身調配全身使用 2.5%
- 體虛氣弱者 2%(泛指身體不適狀況,如特殊疾病、過度疲憊、經期期間…等)

局部性塑身按摩

* 精油濃度使用範圍 3-7%,局部按摩之劑量不適合長時間按摩使用 *

- 一般性健康塑身調配局部使用 5%
- 一般性健康加強塑身調配使用 5-7%
- 體虛氣弱者 3%(泛指身體不適狀況,如特殊疾病、過度疲憊、經期期間…等)

調配寶盒 – 芳香理療之精油濃度換算

認識神奇數字魔法：

5ml 的基質 + 5 滴精油 → 5% 濃度的精油複方調和

10ml 的基質 + 10 滴精油 → 5% 濃度的精油複方調和

30ml 的基質 + 30 滴精油 → 5% 濃度的精油複方調和

「神奇數字魔法」代表著任何調和劑量之 ml 數等於滴數，則濃度劑量即為 5%，這看似簡單，但其實有其計算方式，要知道以一般瓶身滴頭之 ml 數計量，1ml = 20 滴，則以此算法則 5ml = 100 滴、10ml = 200 滴，計算公式為 ml 數 ×20 即為總滴數。因此，若以其黃金定律而論，當 5ml 的基質 + 5 滴精油，即可換算成 5×20=100，100 分之 5 即為 5%。

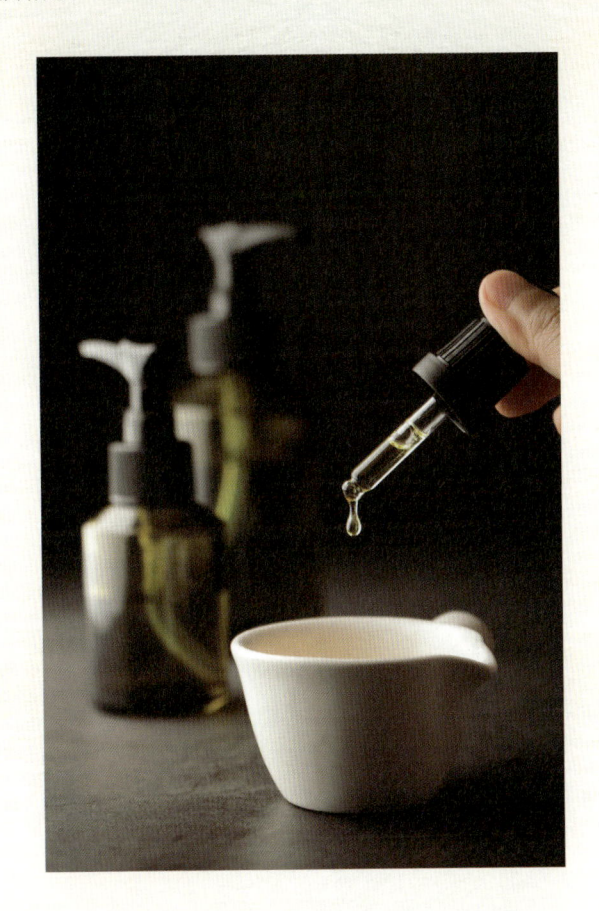

一般健康者施以「全身按摩」時…
以 30ml 基礎油計算,適用劑量為 2.5%,以滴數換算,則:
30×20=600(基礎油之換算滴數),600 之 2.5% 即可算出 15 滴之精油劑量

一般健康者施以「局部性按摩」時…
例如:單一背部、單一雙臂,以 10ml 基礎油計算,局部適用劑量為 5%,則:10×20=200(基礎油之換算滴數),200 之 5% 即為 10 滴精油的劑量。如果這中規中矩、換算滴數的算法,讓你壓力倍增…那麼偷偷告訴你一個快速轉換滴數的秘訣小公式吧!

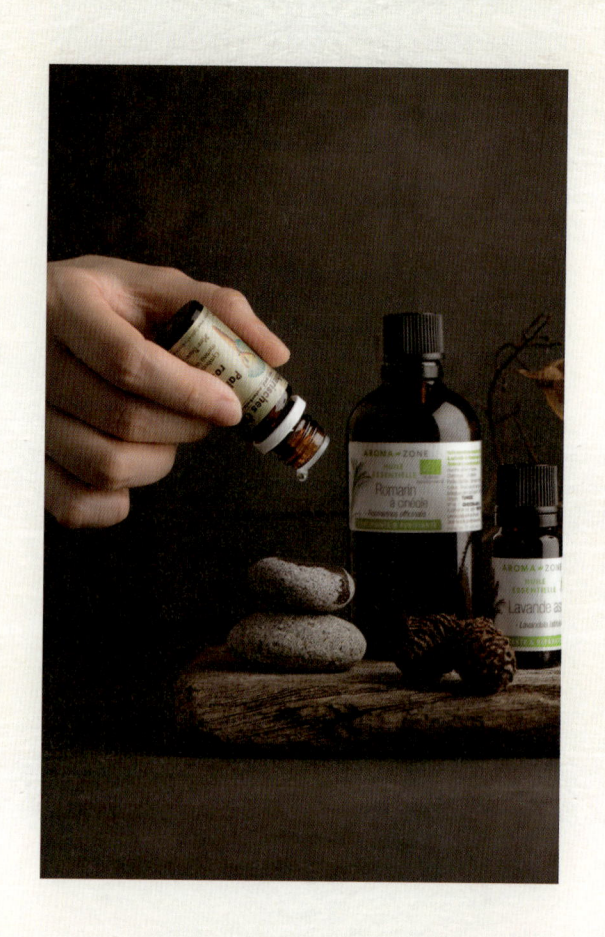

秘訣小公式：ml 數除以 5, 再乘以 % 數字…

您可以此秘訣小公式，再次試算以下所需！答案請見本頁右下角

Q1：請試算健康者之腿部雕塑按摩（15ml），需要多少精油？

Q2：請試算 25ml 基底油之 3%, 需要多少精油？

Q3：請試算 20ml 基底油之全身使用，需要多少精油？

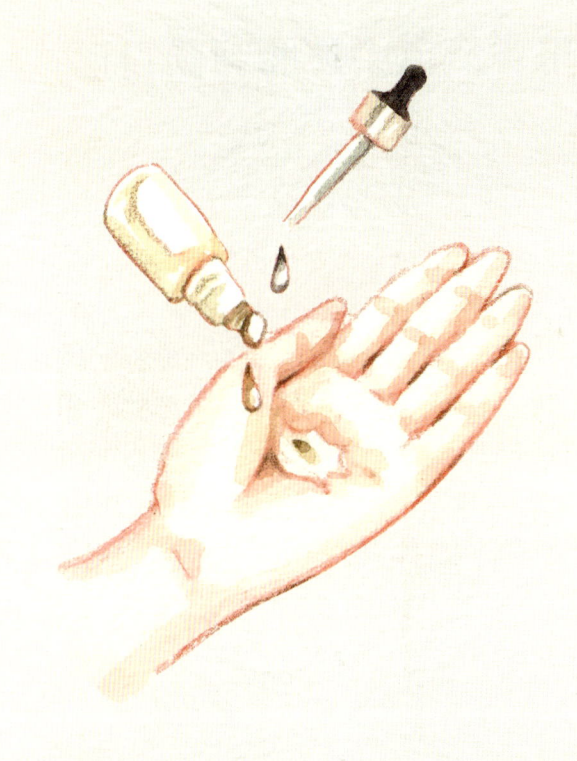

A1：15 滴

A2：15 滴

A3：10 滴

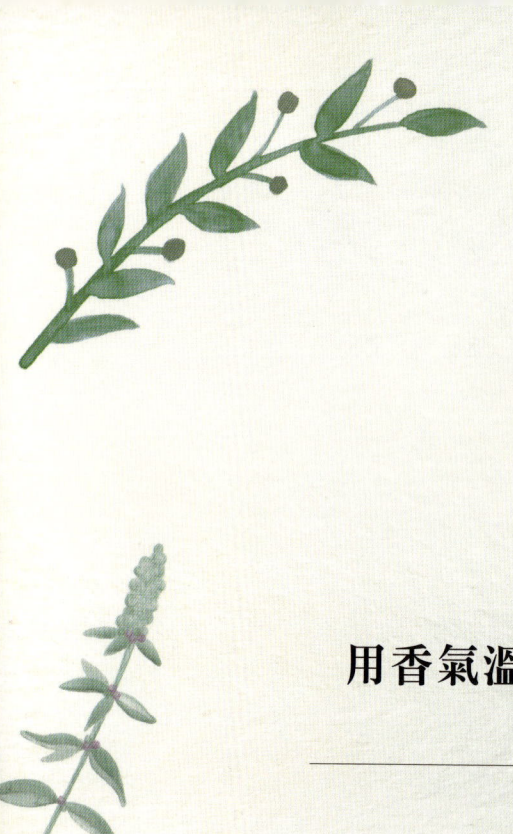

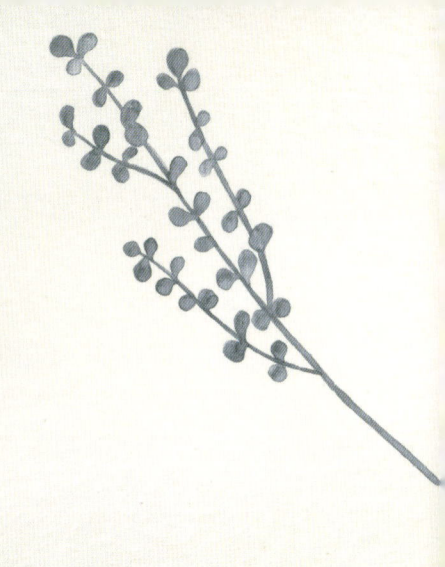

用香氣溫柔撫觸呵護自己

接著,讓我們將精油調配與按摩作結合,藉由香氣感受和經皮吸收的方式,嘗試「溫柔撫觸」,而達到塑身軟脂的效果。按摩的英文是 Massage,起源從阿拉伯文字 masah 轉變而來,意思是「用手輕柔的摩擦」,也就是藉由雙手施以撫慰性按摩,以達到人體整體療癒與自癒性提振,間接恢復故有健康。

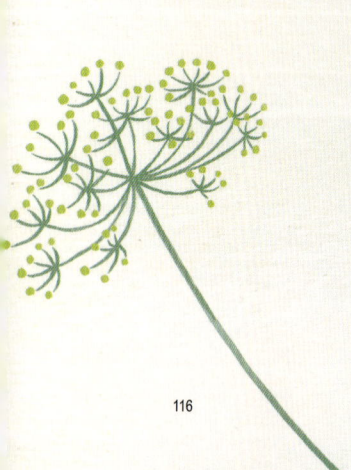

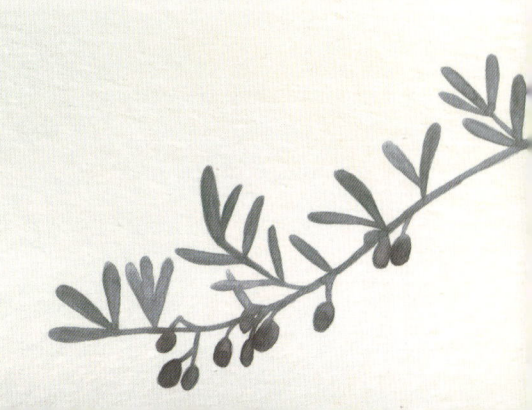

遠古按摩到運動按摩

自古起於各個歷史朝代，皆以不同的形式記載著按摩的功效與特性，遠從開天闢地，人類之初「洞穴文化」壁畫即呈現出類似按摩治療的樣貌。而後至埃及王朝中得以與天神對話的偉大祭司們，也留下不少記錄於莎草紙上的有效療方，除了應用植物治療特性之外，再輔佐各種用以疏鬆人體筋骨肌肉的治療方式，因此按摩的療效特質也就一直延續至今。

直至現代醫學之父希波克拉底（Hippocrates）於其著作《希波克拉底的誓言》中即提到：醫師在施以按摩療癒的過程往往也會有全新的發現，可以肯定的是、用手輕柔的摩擦可讓過於鬆弛的關節恢復緊密、而太過僵硬的肌肉與組織亦得以瞬間放鬆釋放。

至十字軍東征、戰事將領得以在激烈作戰之後，受到軍醫的治療與類似現代「運動按摩（Sports Massage）」的相關療癒，此等為活絡人體體能架構的獨特按摩方式延至奧林匹克時期使發揚光大，成為運動按摩史上最備受推崇且不可或缺的一項技術。

維持身形、舒緩情緒的現代按摩

在現今社會中，按摩對於廣大婦女們來說，莫過於它具有可以維持美麗外在身形的護理功能，從體表透過按摩以達到促進吸收代謝、有助基底細胞新生；經由深層肌肉與脂肪按摩、使得協助乳酸代謝減緩肌肉疼痛、促進循環以幫助老廢組織更新、有助維持肌膚緊緻、有效修飾身形…等成效。

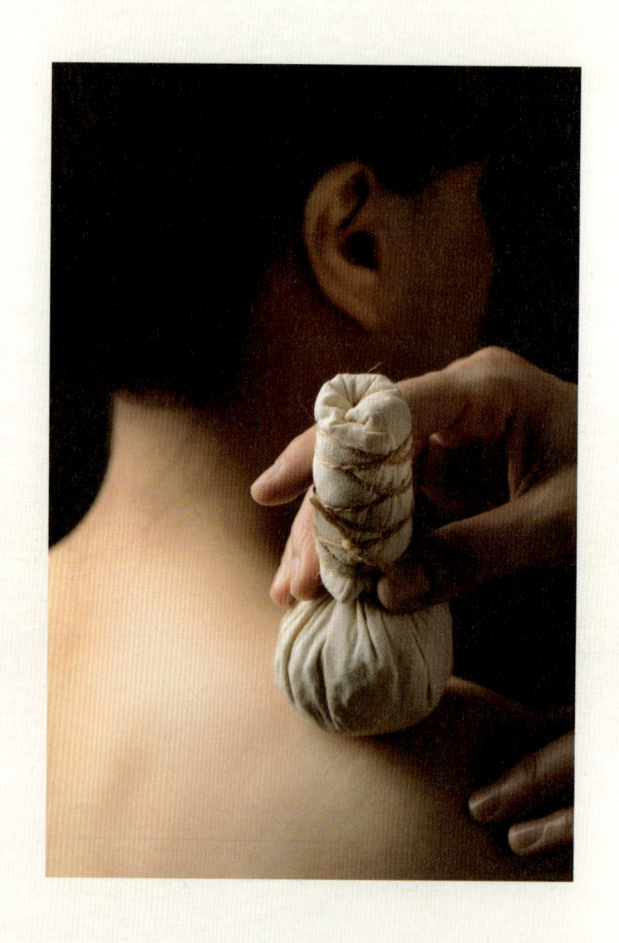

然而、按摩亦能透過人體感覺神經傳達豐富訊息，隨著按摩療癒的雙手改變循環速度、緩解緊張與憂傷、甚至呼吸頻率及腸胃蠕動、伴隨著按摩和緩的牽引，而逐漸獲得改善。

除此之外，尚有許多個文獻證實透過按摩治療產生莫大的進步與效能，如：中風、先天腦性麻痺、過動兒、身心症、失眠、情緒起伏、靜脈曲張、肌肉痠痛、血壓失衡，其他如更年期、便秘、經期疼痛、末梢循環不良⋯等，也能在合適的按摩下找到紓解的良方。

按摩療癒能開啟知覺感官

舒適的按摩猶如「情感充沛的擁抱」，藉由體表的訊息接收，將直接刺激感覺神經受器，從神經末梢傳達訊息至中樞神經，再抵達腦內邊緣系統，藉由系統資料庫逐一核對過往經驗，進而通知丘腦，藉由下丘腦與腦下垂體調節體內多種荷爾蒙以平衡自律神經、控制內分泌系統、進而穩定人體體內恆常性，以調節循環、呼吸、消化、排泄、免疫各系統。藉由按摩喚醒觸覺，堅定並豐富自我存在依歸，開啟知覺感官，啟動體內自我療癒機制。

體表訊息接收
↓
刺激神經受器
↓
訊息從末梢傳至中樞神經
↓
訊息抵達腦內邊緣系統
↓
通知丘腦
↓
下丘腦與腦下垂體共同調節荷爾蒙
↓
穩定人體體內恆常性

因此，舒適的按摩絕對是以讓肢體舒服、身心釋放為主，而不該以刺激增加痛覺替代；當體表舒服、細胞才得以覺醒活化，沉靜安適、使得開啟內在本質、重新面對真實自我，探看自身需求，啟動個體細胞覺知，即可由內而外釋放壓力，享受宛如新生的純粹悸動。

按摩的好處與功效：
- 促進血液循環與淋巴循環
- 排除體液、減緩水腫現象
- 促排汗、幫助人體毒素代謝
- 幫助肌肉伸展與活絡關節筋骨
- 舒緩疲勞、放鬆軟化肌肉緊張
- 有助活化細胞、修護傷疤組織、滋養潤澤肌膚
- 改善神經頓感、促進神經傳導機能
- 緩解壓力緊繃、紓解疼痛（頭痛）
- 平衡中樞神經、改善睡眠品質
- 促進腸胃蠕動、助消化
- 調節呼吸周期平衡中樞神經、釋放情緒與壓力

芳療按摩局部的禁忌：
- 皮膚症狀：開放性傷口、過敏、燒燙傷、曬傷、扭傷、撞瘀傷或具皮膚病症之局部
- 靜脈曲張：針對靜脈曲張以下部位切勿施行按摩施壓
- 骨骼肌肉損傷處
- 任何腫脹發炎處
- 任何不適宜按摩之症狀

憑藉雙手就能實行塑身按摩

按摩技法依照各國及年代的不同而有了千百種樣貌,從人體機能結構而言分為瑞典式按摩、淋巴引流按摩、肌肉按摩、德式顱薦骨傳導(神經傳導靈)、運動按摩(肌肉／肌腱照護)…等。雖然種類那麼多,但就塑身按摩而論,只要單單憑藉萬能雙手施以撫慰性按摩,就能達到整體性療癒與自癒性提振,並間接恢復故有樣貌與健康,如此才是最直接有效的方法!

按摩之於人體系統的整體功效

當手掌滑過人體體表,將加速血管擴張、促使血液通暢、同時刺激淋巴循環、增加氧氣供應,加以促進全身循環活絡。據研究顯示,按摩後人體氧氣含量會增加15%。此時過於緊繃的肌肉將因此而放鬆,並有助於肌力增進;同時刺激進入人體器官的血液流暢,即得以促進調順新陳代謝,有助於脂肪去留。

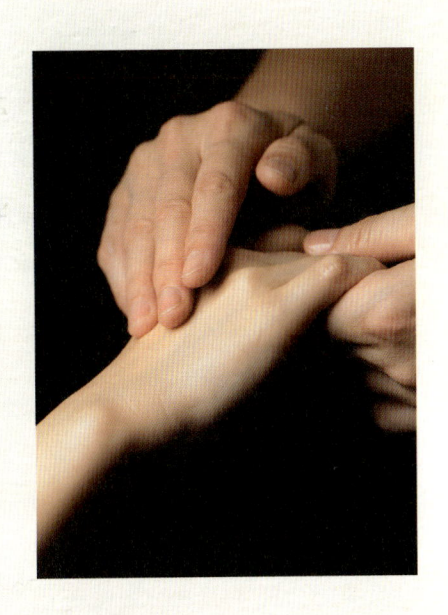

先不論脂肪所在,你只需在調配精油之後,憑藉指腹、虎口、手掌及指節於局部按摩施作即可,每個部位所需時間約莫 5-10 分鐘,主要在於讓精油被皮膚所吸收,手法初始皆採「以手掌大面積滑行」,而後「以握拳指節推滑軟脂」,再以「虎口扭轉以助排脂代謝」,簡單便利、只要幾個步驟、即可輕輕鬆鬆與多餘脂肪說掰掰囉!

讓身形更佳的精油按摩手法

1 以手掌大面積滑行：
主要得以消除長久性人體機能疲憊，通常可用在按摩前，用以刺激感覺神經末梢，促進局部靜脈及淋巴循環，是一種極為輕柔舒適的緩壓技法。

2 以握拳指節推滑軟脂：
以輕鬆握拳的指節處推動滑行，用以消弭因壓力影響所產生的感官遲鈍與囤積，得以平衡復甦人體恆定機制。為軟脂促循最主要的技法。

3 虎口扭轉以助排脂代謝：
利用雙手虎口合力交錯使用，為一節奏性捏提肌肉再放鬆的間歇性技法，用以協助肌肉及脂肪鬆軟，並加速循環代謝機制。

既然按摩這麼好，你可能會問，那有最佳的按摩時機嗎？其實全天候時間都可以按摩，但以精油經皮吸收功效而論，只要每日早晚各施行一次，對於脂肪代謝協助將更能達到作用喔。

早上時間比較不充沛、要趕著出門上班或辦事的話，可將軟脂配方調以水劑或凝膠劑型，出門前輕鬆噴灑塗抹即可；而晚上回家後，可在洗澡沐浴過後，為自己調配需求之軟脂、促循排脂或消水腫的配方，觀看電視或者播放自個兒喜愛的音樂，即可開始著手進行軟脂消脂按摩步驟！

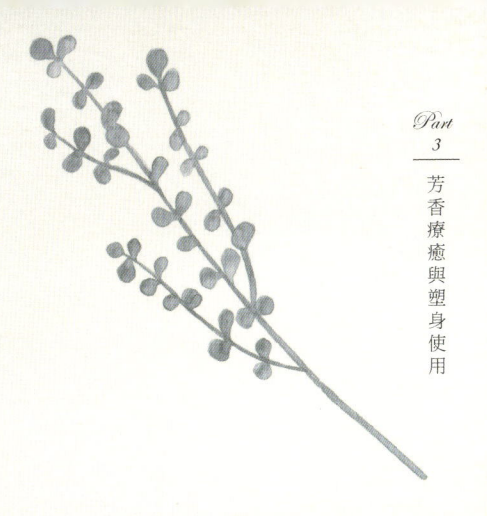

簡單幾步驟！按按脂肪走

軟指雕塑技法必須是人人可自行操作，並且有意願長時間進行，如此才得以延宕出成效。塑身並非僅只是口號，實應需身心實踐，你只需備妥合適的按摩油或乳霜，避開身體不適、過度疲憊或飢餓⋯等狀況，或許播段音樂，微調燈光，即可享受個人專屬的香氣按摩療癒！

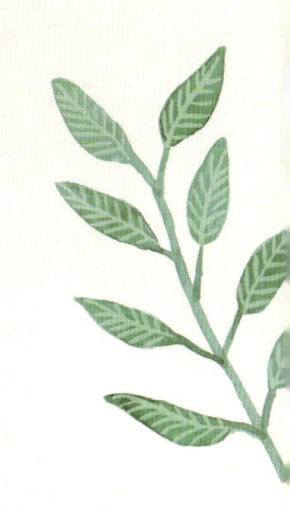

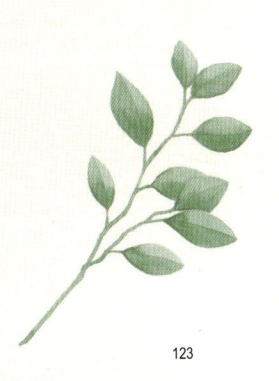

掰掰蘿蔔腿

1 掌面長推滑撫小腿，需往心臟方向推動。
2 握拳四指節，於脂肪囤積處隨意推滑（不需過於大力，更應避免出痧）
3 兩手虎口夾捏小腿並揉擰交錯，以協助放鬆肌肉及軟化脂肪。

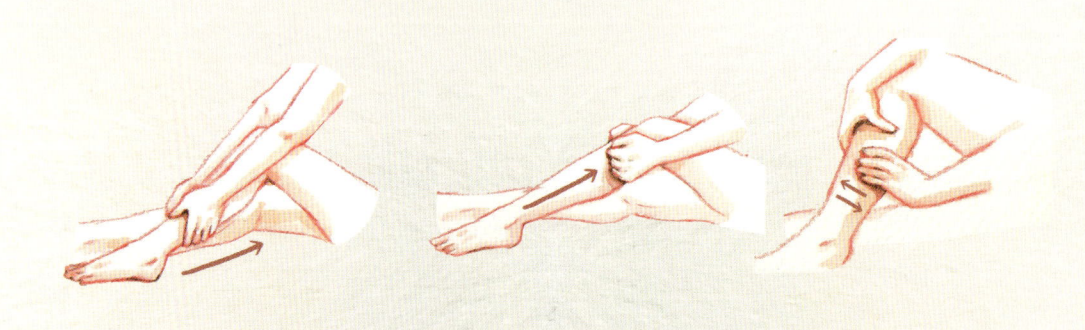

掰掰大象腿

1 掌面長推滑撫大腿，需往心臟方向推動。
2 握拳四指節，於脂肪囤積處隨意推滑（不需過於大力，更應避免出痧）
3 兩手虎口夾捏小腿並揉擰交錯，但避開後膝關節處。

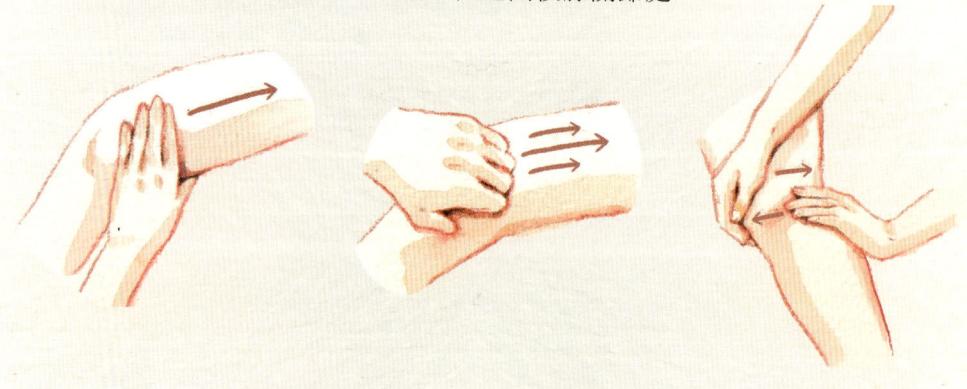

掰掰蝴蝶袖

1 掌面長推滑撫下臂至上臂,需往心臟方向推動。
2 握拳四指節,於脂肪囤積處隨意推滑(不需過於大力,更應避免出痧)
3 兩手虎口夾捏小腿並揉轉,但避開手軸關節處。
4 可局部加強,以三指的指腹快速捏彈手臂脂肪處。

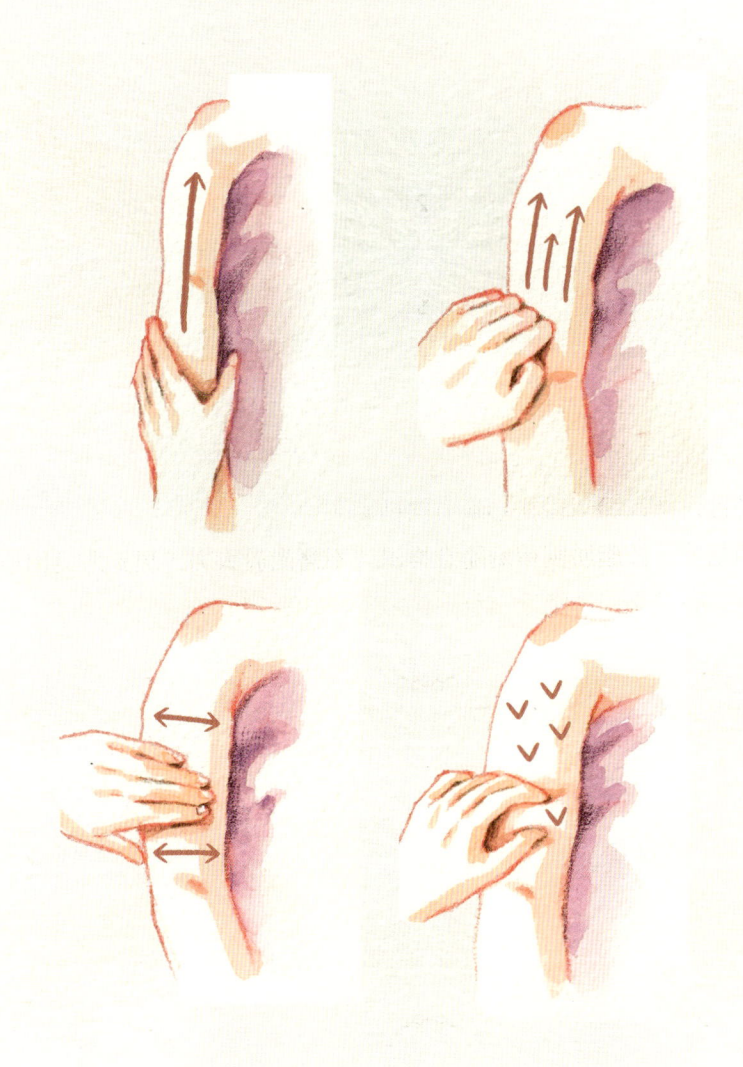

掰掰小腹婆

1 掌面順時鐘滑撫腹部,順時鐘為腸道循環方向。
2 握拳四指節,於脂肪囤積處由下往上推滑(稍輕施作,避免按壓子宮、卵巢)。
3 兩手虎口於左右腰側夾捏揉轉。
4 可局部加強,以肚臍為中心,四指腹順時鐘圍繞轉動滑行。

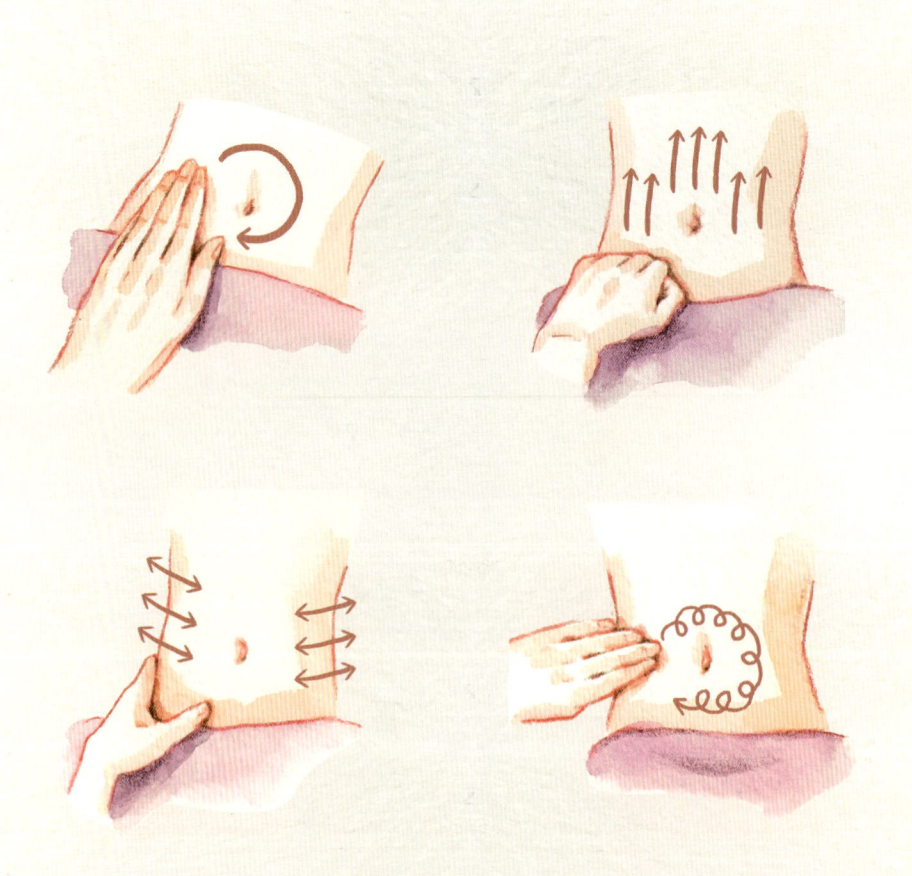

掰掰下垂臀

1 掌面長推滑撫臀部，由下往上提臀。
2 握拳四指節，於脂肪囤積處推滑（不需過於大力，更應避免出砂）。
3 可局部加強，以三指的指腹快速捏彈臀部脂肪處。

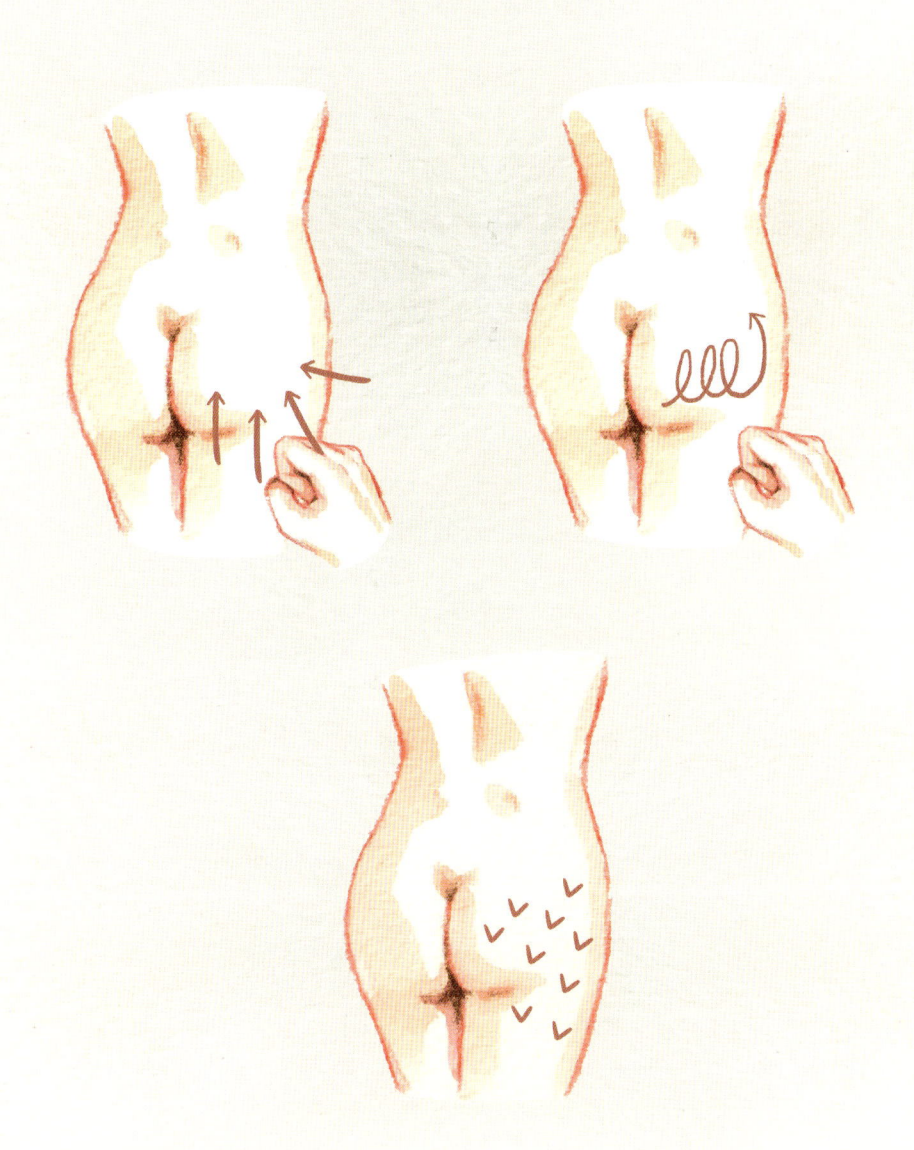

掰掰肉肉臉

1 以三指的指腹長推滑撫臉部（臉頰、嘴角、臉周、額頭），順著箭頭操作推滑。
2 握拳四指節，由下往上長推滑撫雙頰（不施力，輕柔拋物線上推即可）。
3 最後以三指的指腹輕柔提轉（臉頰、鼻樑、額頭）。

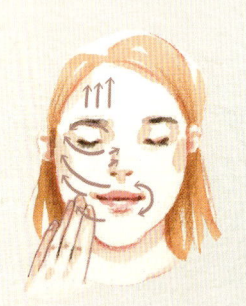

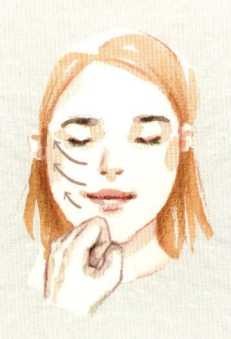

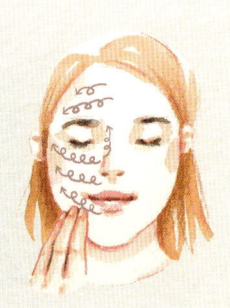

＊按摩臉部時，需輕柔以對

臉部肌膚比身體的他處都更為柔細與脆弱，因此無論是精油品項挑選、劑量調配，甚至按摩手法都該安全、輕柔以對！應排除刺激性較高的發熱性精油品項（例如：黑胡椒、肉桂、薑、胡椒薄荷…等，而氣味較為強烈的岩蘭草、廣藿香、樟腦迷迭香…等，亦不建議於臉部按摩時使用）。

用於臉部軟脂拉提時，您可選擇抗老回春的大馬士革玫瑰，或平衡鎮靜的甜橙、波旁天竺葵、維吉尼亞雪松、玫瑰草，以及得以消水緊緻的檸檬、葡萄柚…等。劑量調配於臉部使用建議1%為佳（5ml基礎油+1滴精油），按摩時更應避開眼部，並注意按摩期間皮膚的變化，每次以不超過10分鐘為限。

肩頸與全身放鬆

針對背部肩頸，可以僅憑按摩球協助，亦可達到極其放鬆舒壓的功效哦！先找一面穩固的牆面，亦可躺在地面操作，避開骨骼、將按摩球放置於緊繃痠痛的部位，之後貼緊牆面，憑藉身體左右擺動或膝部蹲站，使按摩球滑動並施壓於所需部位，試一試吧！這等透徹得舒服、絕對不是言語可以詮釋的哪！

不僅如此，此種按摩球亦十分合適用於長照長輩們，為他們紓壓，但需慎選不過於硬的材質，可於有靠背的椅子，或稍硬的床鋪上使用（但需避開脆弱的骨骼或關節），對於循環促進也有絕對性的幫助。

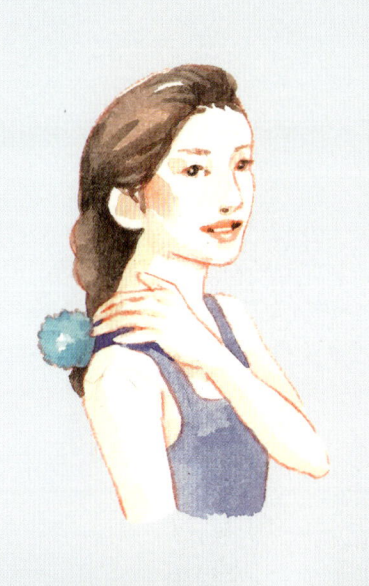

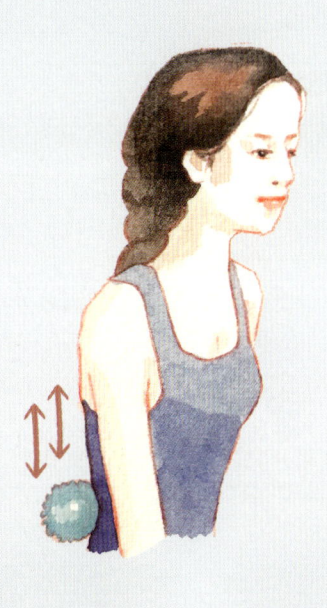

按摩施行除了能促進人體新陳代謝、加速細胞更新以助鬆動脂肪囤積之外，紓壓性按摩亦有助於身心愉悅而放鬆，藉以緩解身體疼痛與緊繃，增進人體彈性與循環活絡，消除且釋放壓力。

針對頭部舒壓時，你可以簡單揉捏或搓揉、滑撫以對，當然亦可使用不過於堅硬的替代型按摩輔具，例如：寬版梳子或按摩球。

頭部減壓

1 指腹揉捏放鬆肩頸。

2 以手掌大面積由上而下順滑頭部。

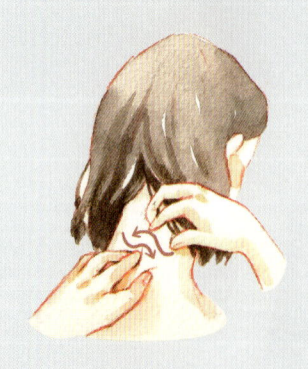

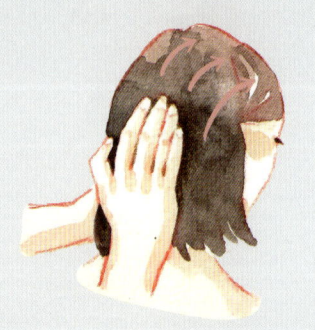

3 以十指指腹上下來回滑動於頭部。

4 由上而下,以指腹逐步指壓頭部後方。

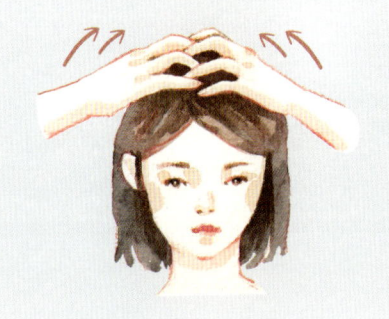

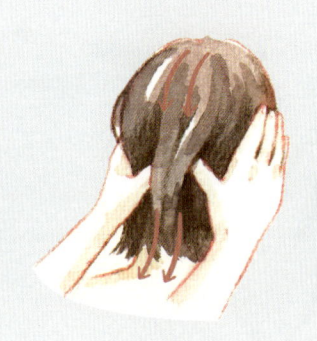

5 十指扣住頭部上方,以鋸齒方式滑行。

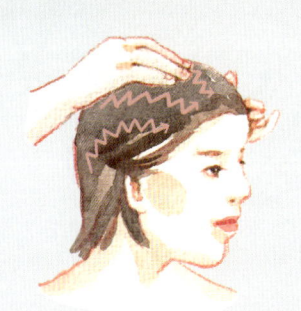

6 以指腹揉轉按摩頭皮上方至下方。

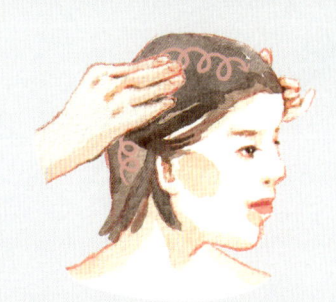

Part 3 芳香療癒與塑身使用

Part4

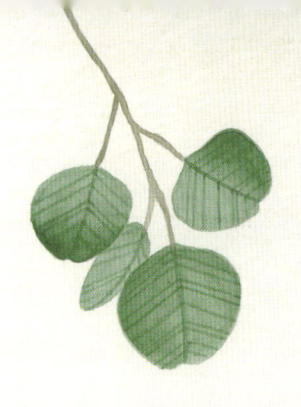

減壓又塑身！日常芳療無所不在

・第一階段：嗅聞香氛，減緩情緒壓力
・第二階段：提升循環代謝的居家運動與手作
・第三階段：香料香草飲食，消水又滋潤養護
・第四階段：優質好眠讓代謝穩定、趨退脂肪

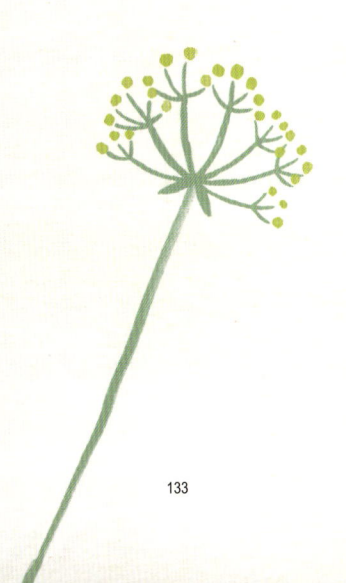

第一階段：
嗅聞香氛，減緩情緒壓力

芳療是非常生活化的自然療法，有各種方式能讓大家選擇在家體驗，所以這個章節將分享不同的日常芳療，打開你的五感，進而安定心神、輔助塑身，讓你不單只進入塑身的胡同，更藉由身心回歸、沉著安適，重拾妥貼舒適狀態。

如前面篇章所言，壓力會與脂肪積聚有關，所以第一階段，先以最簡單的嗅聞香氛的方式，讓大家稍稍解緩平時的壓力。壓力雖看不見摸不著，卻足以翻山倒海，牽動著每個人的健康與心緒，既然外在環境不容擅改，那何不佐入大自然元素，跟隨芳療的沉靜步伐，感受漫步嬉香的無為喜悅呢？

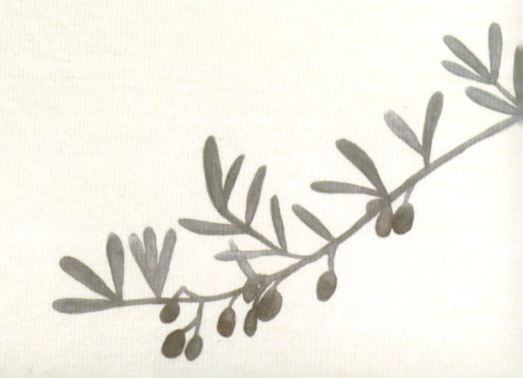

為讓香氛散發，可簡單搭配居家素材，所有得以吸收或儲存精油分子的紙質、陶瓶、木片、毬果、石膏…等，皆可以簡單直接滴入你喜愛的的精油香氣，用以改變空間氣息樣貌，開拓場域暖心氛圍。

您可在炙熱的夏季，滴上兩滴葡萄柚精油於隨身攜帶的摺扇扇面，每當手持輕搖、葡萄柚香氣撲鼻，瞬間驅逐盛夏的擁擠不適，僅存酸甜愉悅果香翩翩起舞。又若身處密閉熙攘的捷運車廂，空氣中五味雜陳，你可掏出事先滴上一滴茶樹精油的手帕，輕微覆蓋口鼻，吸嗅著清新淨化的芬芳，一整日上班的烏煙瘴氣即刻煙消雲散，享受微風輕撫般的身心舒暢，一起與我漫步進入芳療的日常家居，探索香氣的療癒秘境吧！

個人專屬的情緒急救箱

除了藉由空氣傳導，對於透過皮膚吸收而言，有更簡單輕巧的方式供大家使用，就是小巧好攜帶的滾珠瓶，隨時給你無窮的香氛力量。滾珠瓶身的設計得以經由皮膚屏障，撫慰喜怒哀樂，挑動人體絲縷思緒，成就幻化所有的未知。攸關情緒調理，你可試試下列配方：

・悲傷痛楚時…
　基礎油 5ml + 大馬士革玫瑰 1 滴 + 檀香 1 滴 + 甜橙 2 滴

・身心疲憊時…
　基礎油 5ml + 佛手柑 2 滴 + 茶樹 1 滴 + 西伯利亞冷杉 1 滴

・精神渙散時…
　基礎油 5ml + 檸檬 2 滴 + 迷迭香 1 滴 + 胡椒薄荷 1 滴

＊需要勇氣時
　基礎油 5ml + 茉莉 1 滴 + 月桂 2 滴 + 薑 1 滴

| 調製方式 |

取一個消毒過、瓶內完全乾燥的滾珠空瓶，逐一滴入所需精油，再加入基礎油，接著蓋上滾珠內塞，稍事輕柔搖勻，即可開始享受專屬於你的馨香囉！你可將調油塗抹在前胸及耳後，以雙手滑撫塗抹讓精油透過肌膚滲透、啟動輔助性療癒，而後再搓揉雙手，讓手心溫度覆蓋靠近口鼻，深沉緩慢吸嗅，協助香氣進入邊緣系統途徑，藉以調整生理與心靈、賦予支持性力量，以達情緒調理的作用。

| 注意事項 |

所有調製精油需盛裝放置於玻璃容器中，其他材質不建議。通常，市售購回容器多未經清洗，故作為精油調製儲存之前應需預先消毒處理，可採煮沸消毒法，此方法需將玻璃容器放置滾沸水中至少 5 分鐘，再小心夾起擺放陰乾。又或者倒入 75% 酒精，搖晃數回後倒出，之後再倒入少量 95% 酒精，以助殘留水分揮發，待酒精氣味揮散後即可使用。

清爽香氛噴霧製作

如果覺得油性介質在於夏季裡過於厚重，改用芳療噴霧水劑會是很好的選擇！噴霧劑型得以直接噴灑，方便使用於空間淨化及身心護理，所需材料除了精油之外，尚需水性基底及乳化介質。用於空間淨化之水性基底得以使用化妝品級純水或蒸餾水，而調製身心噴霧，則可添加純露輔佐以增進噴霧效能。

而調製噴劑之乳化介質、市面上多採用酒精調製，然而芳療之於人生，即期盼以自然療癒方式給予協助，所以就芳療而言，酒精對於肌膚或健康並不是最好的選擇，建議芳療應用多以伏特加替代，調製分為臉部和身體，兩者間的差距在於精油品項的選擇及滴數劑量的多寡。

臉部芳療噴霧之功效多用以保濕及身心情緒照護，身體芳香噴霧則用以保濕或局部肌膚呵護，需要準備的素材有喜愛或需要的精油還有介質，像是伏特加、純水或純露…等。

1 精油

需衡量基膚狀況及日常生活型態，例如季節、環境及陽光照射…等。為避免傷害，精油於臉部使用應需控制在 0.5-1% 為宜（除非針對面皰或口純泡疹局部短期使用），而品項選擇則需以皮膚需求調配。

2 介質

精油不溶於水，必須仰賴介質與水結合，其介質依需求多以基礎油、脂類及酒精做選擇。基礎油應用多適合冬季，或數滴少量使用於噴霧中作為保濕；脂類的部分，於芳療中多使用脂質，如全脂鮮奶，可於泡澡時協助精油溶於水，然而在於噴劑使用就不合適囉（應該不會有人想將鮮奶噴在皮膚上吧！）。而酒精為手作常見的基質，芳香酊劑即是將植物浸泡在酒精之中放置，以萃取出植物精質而聞名，但因酒精特質以殺菌為主，故此種酊劑可用局部消毒或清潔使用，並不建議添加入皮膚使用的噴霧調製哦！

為求天然特性，建議可以無色無味的伏特加替代，市售伏特加酒精濃度多為 40 度，適合用來調製噴霧類手作，但若選擇精油為基調或大分子屬性，則可另行採購 80 度或 95 度的伏特加（市售稱為生命之泉），因為此款濃度足夠，故可協助精油調製或作為精油香水基底，但也因濃度稍高，故調配香氣即需考慮其酒精氣息的殘留。

3 純水與純露

芳療調製純水指的是經過蒸餾或是專用以保養品調製使用、去除礦物雜質的純水。純露為精油萃取蒸氣蒸餾法的另項產物，其功能特性雖未能百分之百雷同同款精油功效，卻不代表效能不及精油，反倒更保留了具安撫鎮定的酯類成份，因此十分適合用來調製噴霧、化妝水及凝膠、乳霜類的芳香保養小物。但純露氣味仍然各有特色，故調配之際即需將氣味計算在內，又或者對半調合蒸餾純水，即可掌握且保留香氣調配。

| 噴霧調配方式 |

* 緊緻排水身體噴霧　30ml
　葡萄柚精油 12 滴
　天竺葵精油 10 滴
　黑胡椒精油 2 滴
　80 度伏特加 3ml
　荷荷巴油 3 滴
　薄荷純露 26ml

* 緊實淨化臉部噴霧　30ml
　桔精油 3 滴
　玫瑰草精油 2 滴
　天竺葵精油 1 滴
　伏特加 3ml
　荷荷巴油 3 滴
　純水 26ml

| 使用方式 |

可於每次使用之前稍事搖勻，即可隨意噴灑於身體或臉部，但需避開眼睛或黏膜部位哦！

Part
4

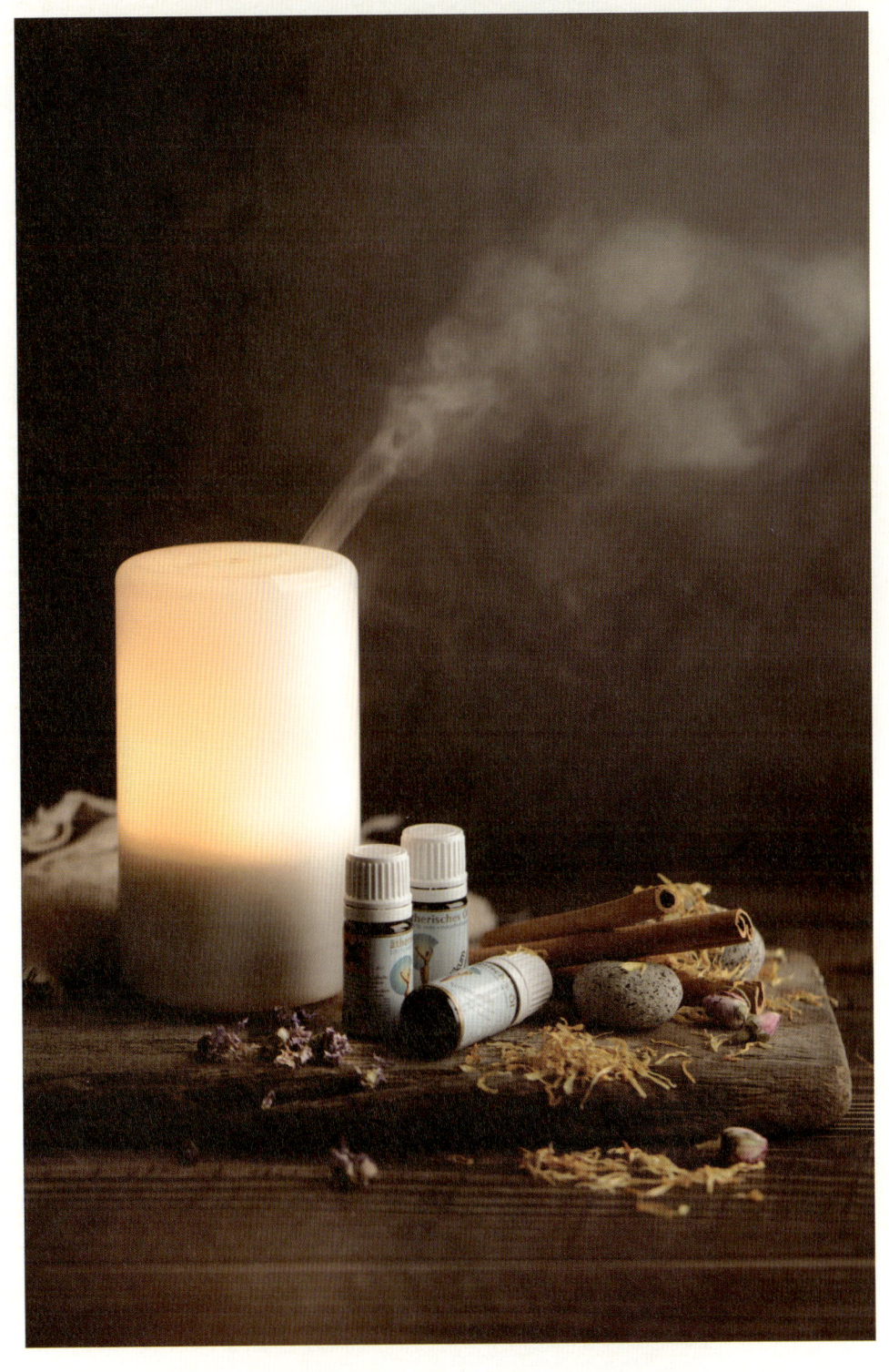

減壓又塑身！日常芳療無所不在

空間香氛與保養蠟燭製作

空間香氣的應用在日常生活十分常見，一般來說，居家舒適情境除了光線、色系、溫度、座椅布墊膚觸的感覺外，空間裡的氣味也是牽動心緒情愫的要件。家居生活透過氣味鋪陳，妝點情境彩繪繽紛、挑動安逸或時而狂野，可以隨自己的喜歡和需求做調整，只要憑藉香氣即得以營造。

當進行香氣陳設時，可以噴霧揮灑佈置，亦可點燃香氛蠟燭，在閃躍舞動的燭光中，享受香氣的美好與感動。市售香氛蠟燭的主要成分為基底油脂、精油、色料或植物花材。而做蠟燭的油脂需要液態油脂與固態油脂混摻，如果是製作一般的芳療蠟燭，多以硬脂乳油木果脂或市售蜂蠟混合任一液態油，隔水加熱至完全溶解後，經過溫度確認（控溫在50℃以下）使得滴入所需精油，接著緩合攪拌均勻，可依喜好添加色料與花草乾果後，再倒入已將蕊心固定妥當的容器中，爾後擺放至溫度下降，待完全凝固後即完成手作香氛蠟燭。然而只要把添加素材稍微變更，即可製做作以直接塗抹於肌膚上的保養蠟燭哦，稍微溫溫的、非常舒適，特別是在冬日裡！

需注意的是，製作可以澆淋塗抹於皮膚的保養蠟燭時，需注意溫度掌控，需以各油品熔點算計並確認溫度，一般硬軟式油脂多可見熔點記註於瓶身，熔點50℃與60℃即有莫大的差異，分別得透過液態油品的添加，以降低熔點溫度。適合肌膚使用的淋油蠟燭之溫度必須控制在38-40℃左右（不宜超過42℃，否則恐有燒燙傷之疑慮），因此製作保養蠟燭時，應不時以溫度計調控確認為佳。

溫油使用有別於一般調製按摩油，因溫度的提升有助毛孔微張、加速精油被吸收、並促進體表循環以增進功效提振，十分適合用於循環不良的

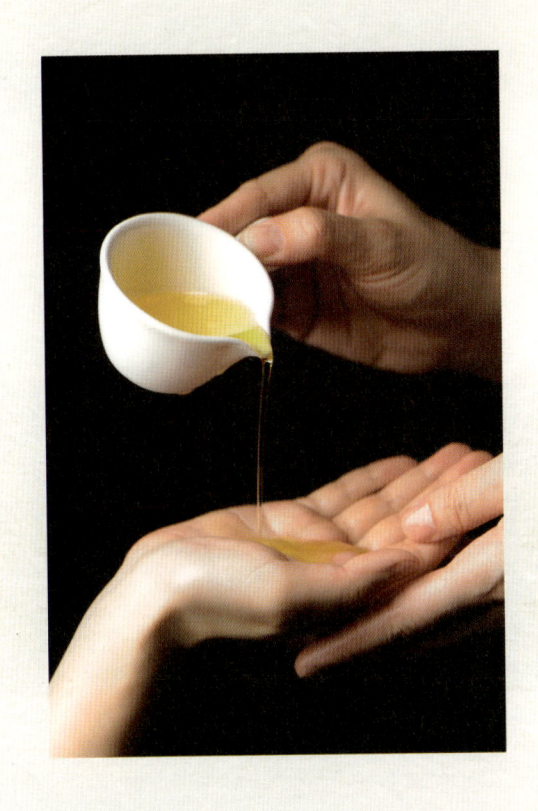

眾多相關症狀，例如：之前有一位長期失眠的朋友，經過精油芳療諮詢後發現其睡不著的狀況得以依季節區分，普遍在於冬季其症狀將攀上高峰，評估其身心健康狀況一般，故香氣調配選擇溫蠟劑型，透過溫度改變、不僅改善了手腳冰冷現象，居然也改善了長期難以入睡的困擾。

以下分享一款「舒眠香氛溫油蠟」的做法，讓你天天沉浸在香氣療癒的世界裡，擁有暖心暖身的舒適好眠。

> Handmade

芳療・小手作

舒眠香氛溫油蠟

成品容量
50ml

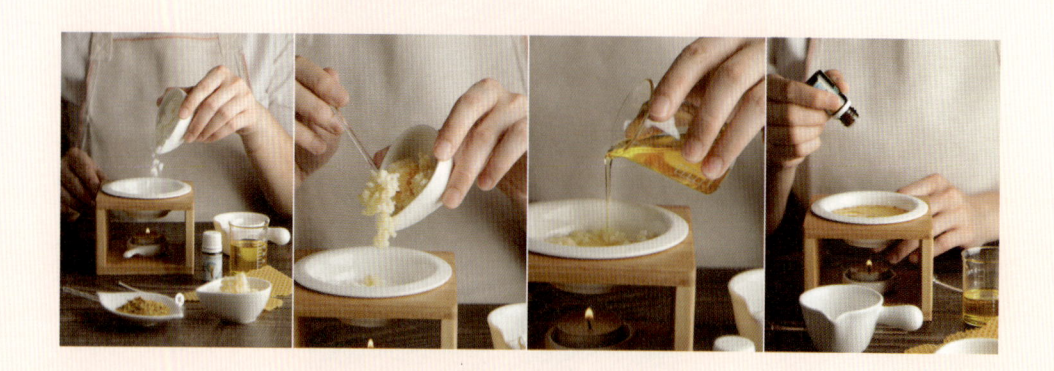

| 1 | 2 | 3 | 4 |

| 素材 |

天然蜂蠟 10g
軟式乳油木果脂（保養級）15g
荷荷芭油 15ml
甜杏仁油 10ml
3% 複方純精油
有機乾燥花材
尖嘴容器 1 個
蠟燭蕊心 1 根
木棒 1 對

| Steps |

1. 取 15g 軟式乳油木果脂。
2. 加入 10g 天然蜂蠟混合。
3. 倒入荷荷芭油 15ml 與甜杏仁油 10ml，加熱至蠟質熔化。
4. 調控溫度於 50℃ 以下即可加入 3% 複方純精油，輕柔攪拌（推薦配方：岩蘭草 6 滴 + 甜橙 12 滴 + 纈草 4 滴 + 玫瑰木 8 滴）。

> 暖暖的溫油蠟得以在秋冬為你驅逐冷冽，帶來絲絲暖意，透過體表溫度的提振，用以增進肌膚潤澤，促進循環活絡。油蠟使用以身體為主，每回僅需點火助熔適量，確切吹熄火苗後，滴數滴於手心試溫後即可塗抹使用。

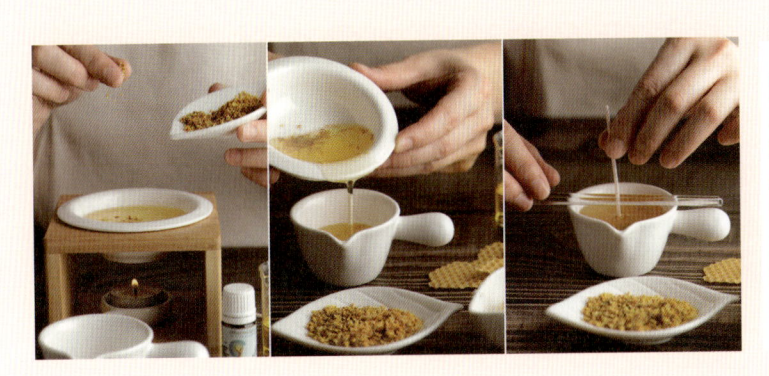

溫油塑身小秘訣
只要改變精油品項，即可用以協助塑身軟脂哦！配方如下：黑胡椒 3 滴 + 葡萄柚 5 滴 + 肉桂 2 滴 + 甜橙 5 滴（搭配書中的按摩技法使用）。

| 5 | 6 | 7 |

| 成品 |

5　輕撒入些許桂花。
6　倒入固定好蕊心的尖嘴容器中。
7　待降溫凝固後即可使用。

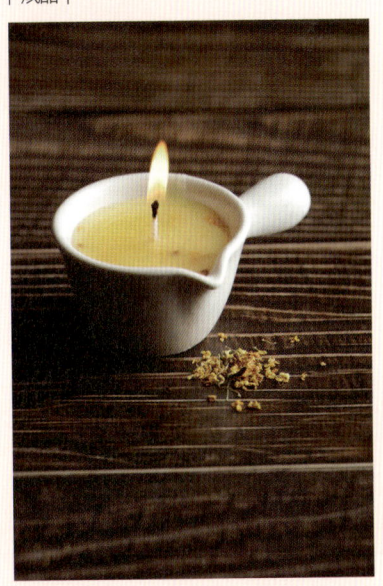

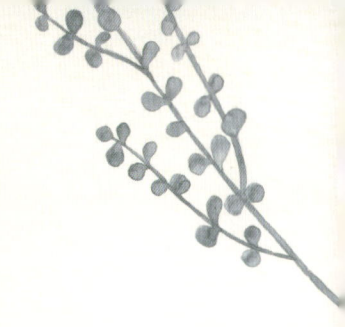

第二階段：
提升循環代謝的居家運動與沐浴

人體循環促進端靠心肺功能與體能運作，除了先天體質與情緒壓力影響，欲增強運作即得憑藉身體力行、運動即是推動人體循環及機能促進的不二法門！

依據現代人作息，舊時333運動已不符合所需，現下推動357運動新準則，是指「每次運動30分鐘、每週5次、每次運動心跳達到最大心跳數率7成」。所謂的「最大心跳數率為220減掉實際年齡，再乘以0.7」，概略是有些喘且還能說話或微微出汗的程度，則運動效果就算達到囉。

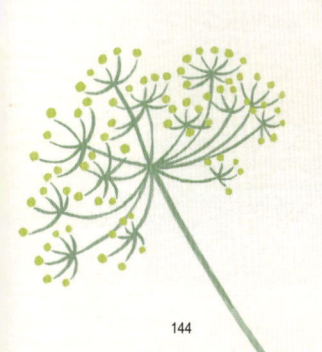

運動的方式眾多，概略可分為有氧運動及無氧運動，運動種類不分好壞，重點得評估自身狀況，避開不適禁忌，且集結環境、體能、時間、空間等狀況，再符合 357 運動原則，並能夠持之以恆，那麼就會是你很好的選擇！

針對忙碌且蠟燭多頭燒的你，與你分享我常施行的方式，那是在疲憊回家，以香氛沐浴釋放疲憊之後，讓喜愛的音樂在空間裡迴盪，即可以簡單進行肌肉鍛練又消脂減壓的運動哦！而且無論你是哪種脂肪類型都適用～

入門版！靠牆深蹲

靠牆深蹲的強度雖不如一般深蹲，卻是臨床上建議適合肌力不足或初學者，作為提高肌肉力量和促進循環動力的階段性基礎訓練。其作用力含括股四頭肌、臀中肌、臀大肌。

| 施作重點 |

1. 頭部、肩背、臀部貼近牆面，雙腳與肩同寬、臀部夾緊後往前跨出。
2. 背部沿牆面下滑，臀部與後膝的角度需保持 90 度。
3. 重量放至髖部、膝蓋彎曲不超過腳尖。
4. 深蹲時間維持 3-5 秒，15 次為 1 組，每回 3 組。每組間隔 30 秒。

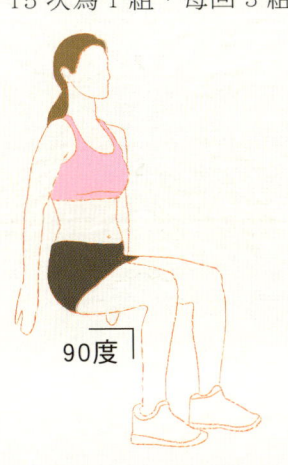

90度

進階版！一般深蹲訓練

深蹲、為複合全身性核心訓練，足以動用到全身 70% 的肌肉群，用以促進循環代謝、強化肌群力量，讓鬆垮的下半身恢復緊緻。作用力含括股四頭肌、臀中肌、臀大肌、骨二頭肌⋯等。

| 施作重點 |

1. 雙腳與肩同寬，髖部後推、臀部下移，膝蓋隨即彎曲。吸氣下蹲。
2. 雙手同時輕鬆抬起置於胸前，腳尖平貼、重心放置腳跟。
3. 大腿平行或略低於平行線，小腿與上半身平行。
4. 大吐氣。腳跟吐氣，腹部、臀部緊縮站起。
5. 12 次為一組，每回 3 組。每組間隔 30 秒。

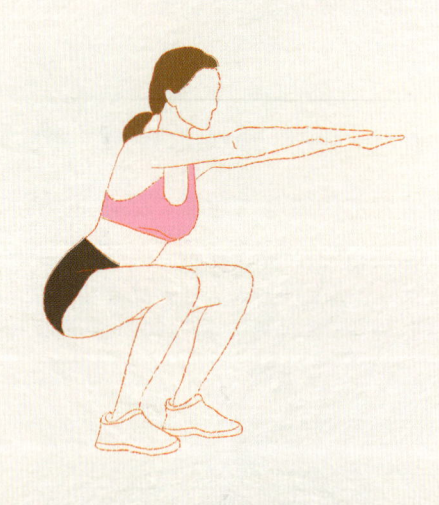

註＊
倘若下蹲時前腳膝蓋無法呈現 90 度，則請試挪動調整前腳距離。另後續倘若適應，可手持啞鈴或礦泉水瓶以增加負重，以提升訓練強度。

練核心！棒式訓練

棒式、以前臂及腳尖接觸地面,將身體平地撐起的核心必備訓練。使全身活動性提高,並有助平衡穩定脊椎、肋骨及骨盆…等部位,肌群作用廣泛,作用力含括腹直肌、腹外斜肌、骨盆底肌、豎脊肌、臀大肌…等。

| 施作重點 |

1. 俯臥姿,雙手肘撐地,雙腳與肩同寬放至地面預備。
2. 同時以肚子、腿部肌肉群將身體平行撐起,用雙手手肘和腳趾尖支撐穩定身體重量。
3. 雙腳伸直、腹部緊縮、手肘維持90度角,脊椎含括頸椎保持直線。維持正常呼吸。
4. 每次撐起維持30-60秒,每回5組。每組間隔60秒。

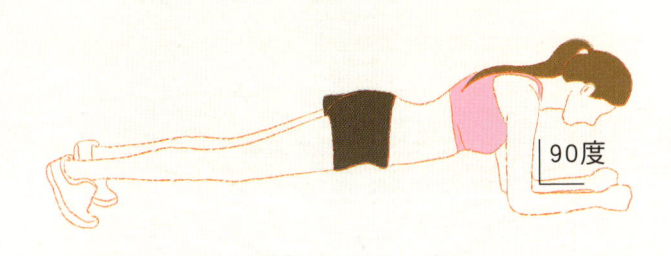

註*
只要姿勢正確,就算只有10秒耐力,也是很棒的起頭,逐日拉長時間,堅持即能迅速看見成效!

袪脂排水的沐浴鹽製作

「我愛你就像愛鹽一樣,不多不少。」這句來自莎士比亞名劇《李爾王》中耐人尋味的台詞,正述說了人們對於鹽的喜好。然而鹽、不僅只作為烹飪調味,用以熱敷浸泡功效更顯絕妙,製作沐浴鹽時,可以選擇海鹽、瀉鹽及玫瑰鹽,其功效特性如下:

海鹽:
蘊含氯化鈉、鎂、錳、鉀…等豐富礦物質,雖然得以淨化,但不宜過度頻繁使用,否則皮膚恐趨於乾燥。

玫瑰鹽:
屬於岩鹽,是來自於地殼變動的山脈產物,富含眾多微量元素及礦物質,標榜純天然無汙染,故市售價格較為昂貴。

瀉鹽:
又名硫酸鎂,屬於天然的精製鹽,具有絕佳的排汗、袪水功效,得以加速新陳代謝、排除乳酸、消除疲勞,故十分適合用來軟脂塑身哦!

製作沐浴鹽所需準備的材料非常簡單,而且可置換個人的喜愛植材或香氛,像是乾燥花草,或加入植物或礦物粉末亦是不錯的選擇,例如:市售常見的薑黃粉、肉桂粉、茶葉…等,皆各有千秋,得以加速體表循環及淨化,另外像白磁礦粉、綠石泥、紅礦粉…等礦物素材則有潔淨、代謝通透的效能,可依據自己的需要每日替換沐浴鹽調製,材料準備與調配方式如下。

Part 4

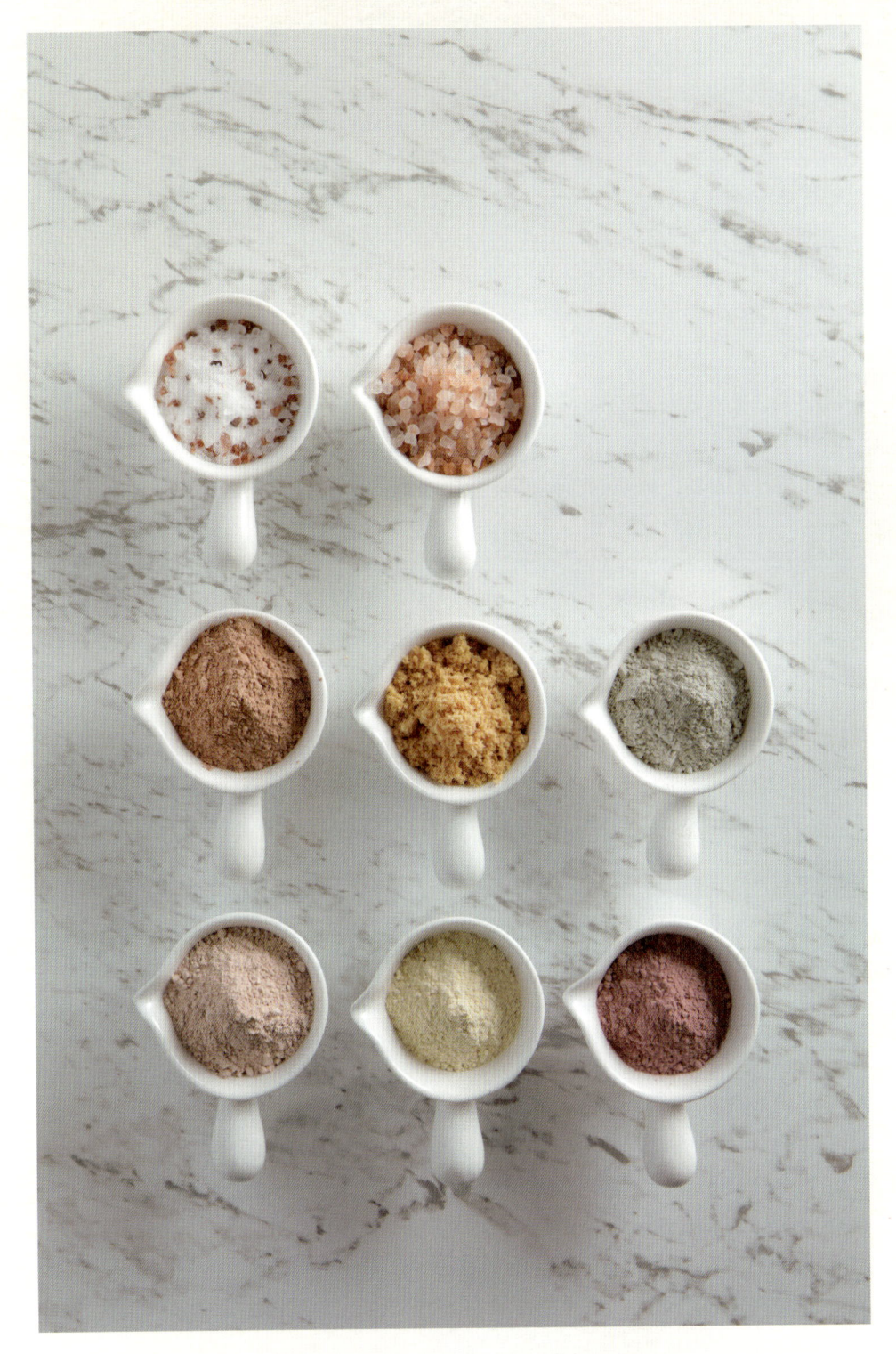

減壓又塑身！日常芳療無所不在

一般沐浴鹽配方

| 材料 |

瀉鹽 200g
基礎油 2-4ml
調合純精油 40 滴（1%）
輔佐植材 依喜好適量添加（可加入乾燥花草、薑片、茶葉、礦物粉末）

| 調配方式 |

1 將 1% 的調合純精油預先混合適量基礎油。

2 倒入以玻璃盆或木製盆盛裝的瀉鹽之中，攪拌均勻。

3 依個人喜好加入乾燥花草拌合即完成（特別建議以茶包袋裝盛，否則浸泡之後需以網子撈起漂浮在水面的花花草草，以免阻塞水管）。

祛脂排水沐浴鹽配方

| 材料 |

基礎油 2-4 ml
調合純精油 40 滴（葡萄柚 15 滴、絲柏 12 滴、黑胡椒 8 滴、胡椒薄荷 5 滴）
瀉鹽 200g
植材（肉桂粉 20g）

沐浴鹽可採全身浸泡法及局部浸泡法，全身浸泡亦如同一般的泡澡，水溫無論春夏秋冬，皆應避免使用過高的水溫（約 39-42 度即可），因為瀉鹽具有促循加溫特性，倘調合使用過高的水溫，或許導致循環過度而造成非必要的傷害。

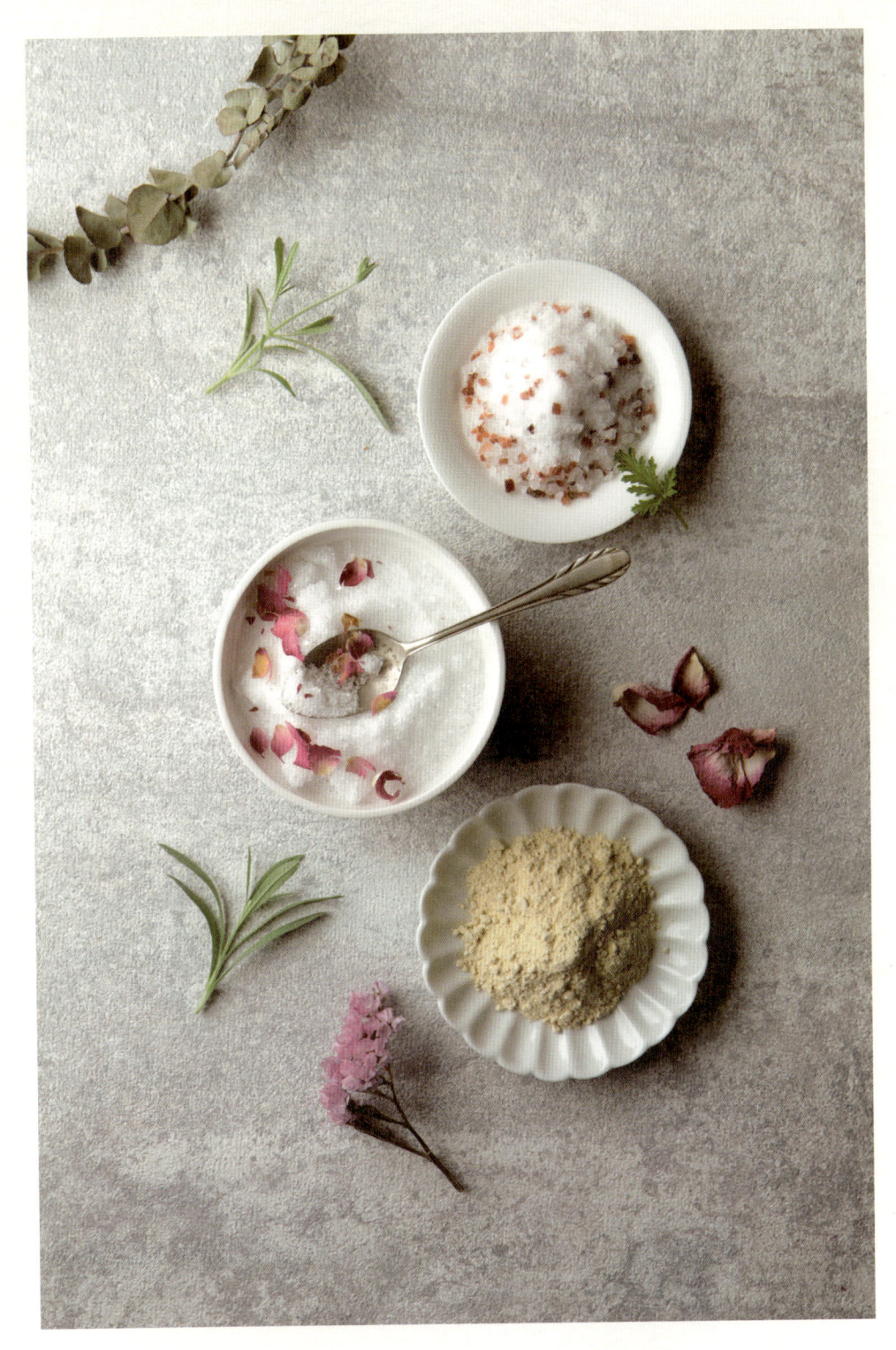

Part 4 減壓又塑身！日常芳療無所不在

用沐浴鹽做全身浸泡時…

全身浸泡時間以 10-15 分鐘為佳，時間看似短促，但搭配使用調製沐浴鹽即可協助無法久泡或需要短時間見效的人們，以達到溫度提振與循環加速的功效。你可以在浴缸裡加入 30g 左右的沐浴鹽，以手輕攪至溶化，即可開始享受囉！

舉凡身體虛弱、高血壓（正處發作期）、癲癇（需有人在旁照料）、孕婦（僅可採足浴浸泡）、有傷口患處，以及應避開發炎或慢性發炎部位的人都需留意浸泡的方式與水位高度。例如：如果你咽喉發炎，浸泡水深即應在咽喉之下，否則熱水浸潤或許加註發炎症狀，同理所示、當遇心肺不適的話，水深即應下滑避開心肺；當胃腸有礙或婦科炎症時，水深就應再為此下降；倘若大腿、膝蓋疼痛發炎，則水深就勢必再往下調整…等。因此，除非腳踝扭傷，否則能夠享受的就僅存足部浸泡了！但是千萬別小看足浴浸泡，只要搭配祛脂排水沐浴鹽，其促循環功效將讓你大為讚賞。

用沐浴鹽做局部浸泡時…

局部浸泡不只單指足浴浸泡，還可施以手部浸泡哦！人體末梢通常是循環最不良之部位，但倘若在末梢處增進溫度、促進體表及血循流暢，則能有助於人體循環活絡，達到血液、淋巴循環促進功效，而得以協助新陳促進及代謝的疏通。你可在欲進行手浴或足浴的盆子裡加入約 20g 的調製沐浴鹽，以手輕攪至溶化後即可開始進行舒適療程！

手部浸泡十分適合臥床病患或長照長輩，簡單提供手浴施作，亦不受場地或空間配置阻礙，而且時間短，透過水溫不僅可以改變促進末梢循環，還可增進溫暖感受，並得以近距離吸嗅精油揮散的香氣，達到暖心愉悅之功效。

輔助代謝的香拓包製作

除了沐浴鹽,香拓包也是非常適合居家使用的芳療方式,植物香拓包雷同於中式藥草包,主要在於利用植物藥理氣息,透過蒸氣揮發擴散藥性,當放置皮膚貼敷,藥理特性經皮吸收即能協助人體機能促進。攸關循環代謝之植材建議如下:

- 生薑 - 祛濕、促進循環、驅散寒邪、止暈吐
- 川芎 - 活血、化瘀行氣、調經、驅風寒(頭痛)
- 艾草 - 純陽無毒、通經、理氣血、祛濕寒、暖子宮
- 紅花 - 婦科/傷科良藥、活血化瘀、調經止痛

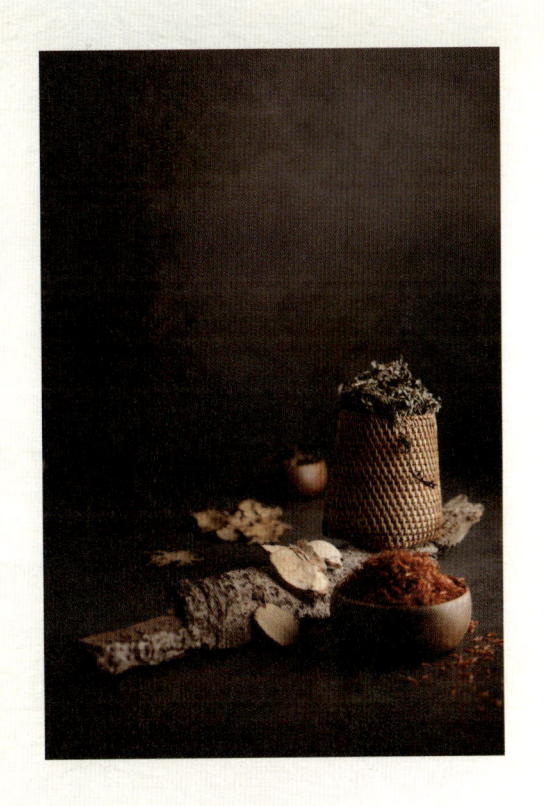

通常,於芳療沙龍運用多製作成有握把的圓型香拓,可便於於顧客身上操作或滑動,但一般居家使用的話,可簡單縫製布包,再將所需植材塞入其中,之後以針線縫合收口,即可以家中電鍋或蒸籠、微波爐等加熱使用,使用執行便利,只要避免溫度過燙、避開發炎部位,再隨需要貼敷放置肌肉疼痛部位、末梢循環不良處,即可簡單改善冰冷現象,活血化瘀、舒緩止痛!

> Handmade

芳療・小手作

植物香拓包

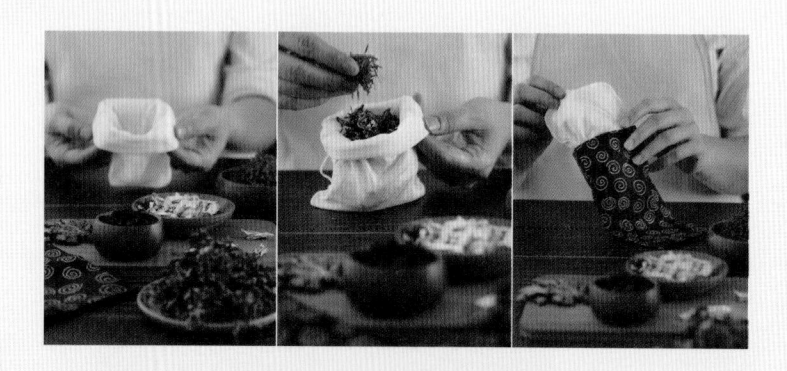

1　2　3

| 成品 |

| Steps |

1　準備一個棉布袋。

2　把植材塞進棉布袋裡，塞得蓬蓬的。

3　將棉布袋的繩子束緊，放進花布中。

4　加熱後即可貼敷局部使用囉，但請避免貼放於發炎部位。

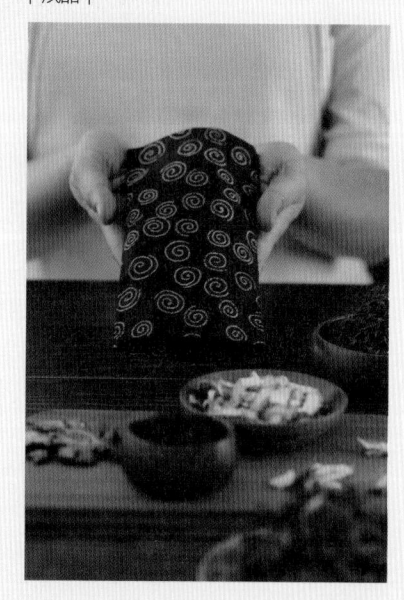

香拓包的保存建議

手作香拓包經過加熱後，約莫可以使用 5-10 次，但要注意加熱的選擇方式得以左右香拓包的使用壽命。若以一般電鍋或蒸籠加熱的話，由於水蒸氣加熱，蘊含充沛水氣，儘管藥草功效較能釋放而出，但後續保存不易，水氣殘餘過多、就得注意發霉現象，故每回使用完畢後，請放置夾鏈袋中於冰箱內儲存。

而使用微波爐加熱是我慣用的方式，比較缺少水氣浸潤，或許溫度不易持久，但使用上就可避免藥液水滯沾汙，且較不致發霉且便於保存。使用微波爐加熱亦有訣竅，首先、裁製的布料必須適用於微波爐使用，且需避免強力微波，適用中度微波且時間僅需 10-15 秒，否則可能導致植材燒焦變味哪！

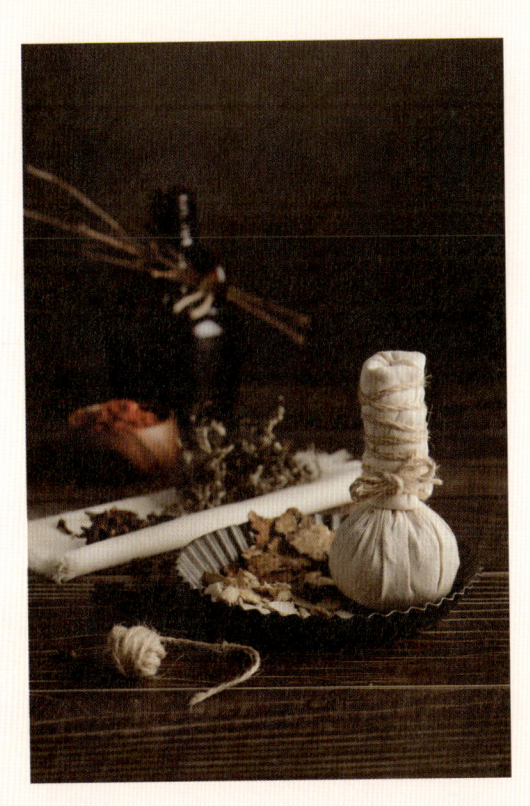

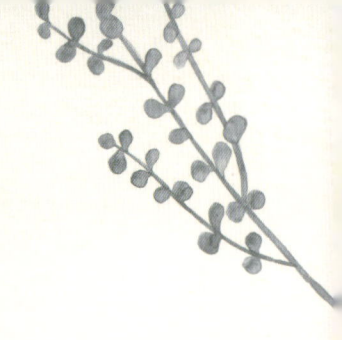

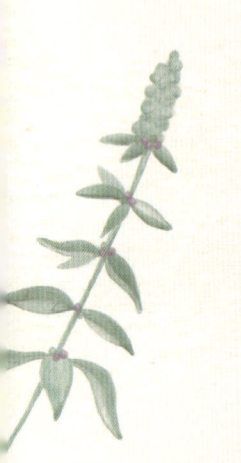

第三階段：
香料香草飲食，消水又滋潤養護

不僅是嗅聞、運動、居家手作，芳療也包含飲食這個區塊，而且香氣世界五花八門，與生活家居最為相關的就以香料莫屬！然而，香料世界璀璨繽紛、萬般風采，你可以試試以下列香料入菜，藉由香味氣息的改變，揮灑全然的食育感官。

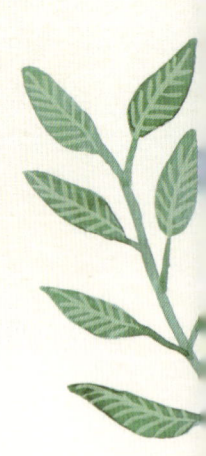

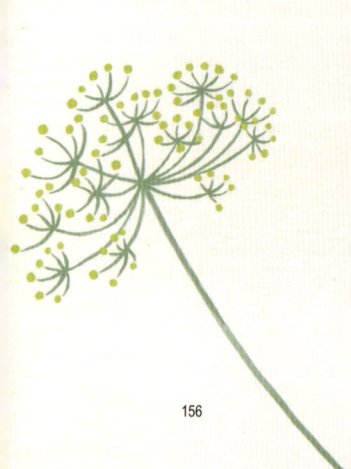

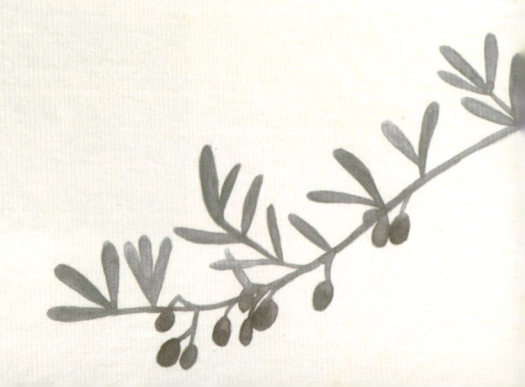

把香氣加入每日飲食中

黑胡椒：
黑胡椒味道辛辣性溫熱，具有化痰、促循環功效。想起夜市那香氣瀰漫的黑胡椒鐵板麵，及餐後那碗撒上胡椒粒的玉米濃湯，正熱氣騰騰地散發著極具暖性的黑胡椒馨香。

肉桂：
肉桂屬於常綠喬木「肉桂樹」之內層樹皮，具有提升記憶力的特性。記憶中、童年的雜貨店販售著一款肉桂口味咀嚼紙，放入口中總一陣辛辣氣味衝鼻，肉桂甜味也在舌間慢慢地化開，真是讓人回味無窮。

茴香籽：
茴香屬於胡蘿蔔科開花植物，烹調入菜主要使用其種籽，這也是記憶中老家的味道，奶奶總愛親手製作一鍋滷味，豆干海帶滷蛋，搭配濃濃的八角茴香香氣，讓人忍不住食指大動。

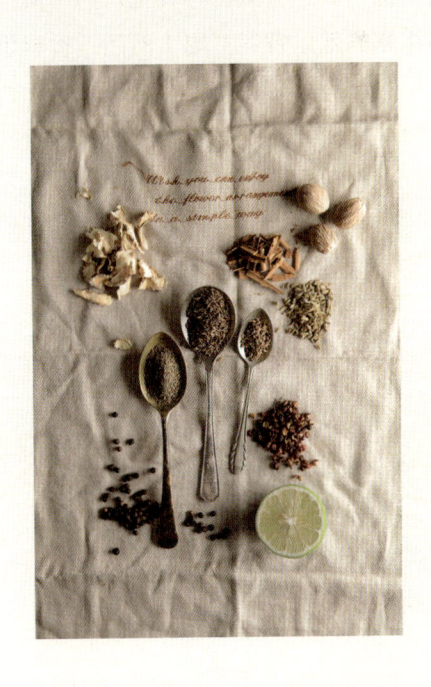

馬告：
馬告又稱為山雞椒，春天開花夏季結果，其氣味略帶胡椒香氣與檸檬氣息。每到山林部落，那讓人垂涎欲滴的馬告香腸與馬告豆干，總是香氣四溢瀰漫著林間，讓人久久難忘。

花椒：
花椒性味辛麻、驅寒解毒，可以促進血管擴張、降低血壓，有助新陳代謝與循環養護。這美妙獨特的麻辣氣息總在川蜀鍋中可見，溫陽補腎，夾帶陣陣暖意。

生薑：
中國人主要用以補氣養身，而且有著止咳止吐的功效，還能協助消化機能並有助改善末梢冰冷現象。因此、在寒冬之際，家中總瀰漫著一股濃濃的薑片香氣，那是媽媽熬煮的薑母茶，或是祛寒保暖的薑母鴨，在在表現了家的溫暖與媽媽滿滿的疼愛。

消水助代謝的香草茶飲

香料植材除了用以入菜，更得以透過沖泡擷取精華，透過一杯茶飲的時間，暫且沉澱身心、享受片刻的寧靜。當心境安適了、人體中樞神經必將穩當運行，接連啟動恆定、暢通血循、則新陳代謝必將增進。以下介紹幾款可以消水、提升代謝的香草茶飲：

| 沖泡與飲用方式 |
購買市售花草茶前，請確認其是否經過檢測，確認無農藥或有害物質殘留，以免讓人體造成傷害。不建議以熱水沖泡，主要在於熱水較容易逼釋出殘餘毒物，而且易破壞花草原有結構，而影響功效或口感。夏天時，亦可冷泡花茶，只要稍事等待，即可享受其原味口感，有如沐浴倘佯在花叢原野、十分舒暢。

- 呵護女性、平撫情緒 -

Herbal tea 01
玫瑰茶

玫瑰花屬於薔薇科屬植物，象徵著美麗與愛情。新鮮玫瑰花瓣可以透過脂吸法及蒸餾法萃取出少量極其珍貴的玫瑰精油，它的香氣高雅宜人，可以說是精油之后。具有調心護子宮、荷爾蒙養護、平撫情緒、抗老回春⋯等作用。

| 飲用禁忌 |
・經期經血量多時避免飲用
・孕婦或孕期避免飲用

如果希望效果更顯著，可取玫瑰 12 朵加上無核黑棗（加州梅）4-5 顆，一同放置杯中，沖入約 500ml 熱水，覆蓋等待 15 分鐘即可飲用。可重複沖泡，每日以一份為限。腸躁症忌用。

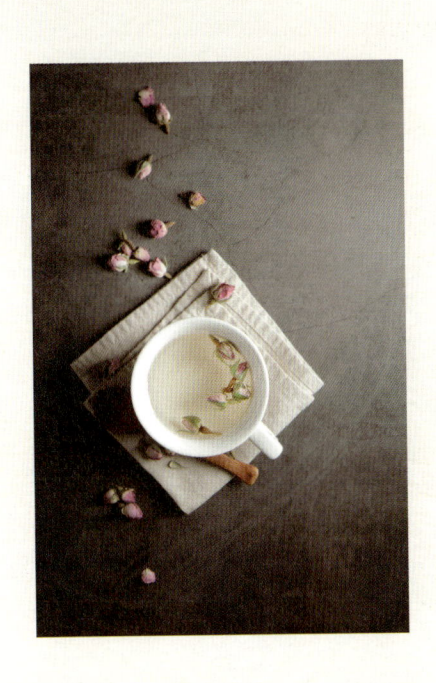

- 抗氧化、促代謝 -

Herbal tea 02
蝶豆花茶

蝶豆花富含花青素，具卓越抗氧化功效，並可作為天然染色劑。花茶飲用可促進人體循環、提高基礎代謝，降血壓、預防血管病變，且有助改善眼睛不適。

| 飲用禁忌 |

・經期經血量多時避免飲用
・孕期避免飲用
・正服用抗凝血藥物時避免飲用

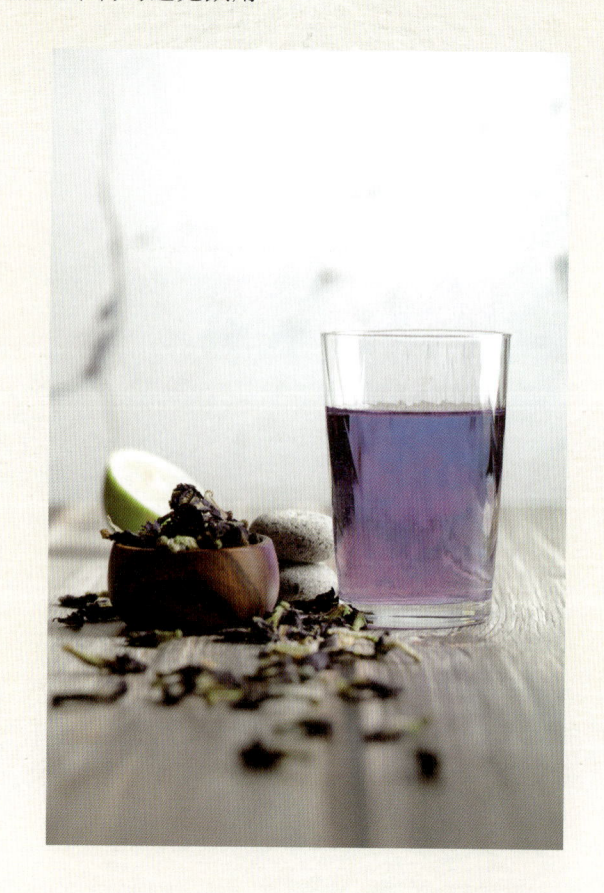

- 消水祛腫 -

Herbal tea 03
馬鞭草茶

馬鞭草具清熱解毒、活血通經特性。花茶飲用可消水祛腫、抗炎止痛、涼血解熱、鎮咳之功效。

| 飲用禁忌 |
- 經期經血量多時避免飲用
- 孕期避免飲用

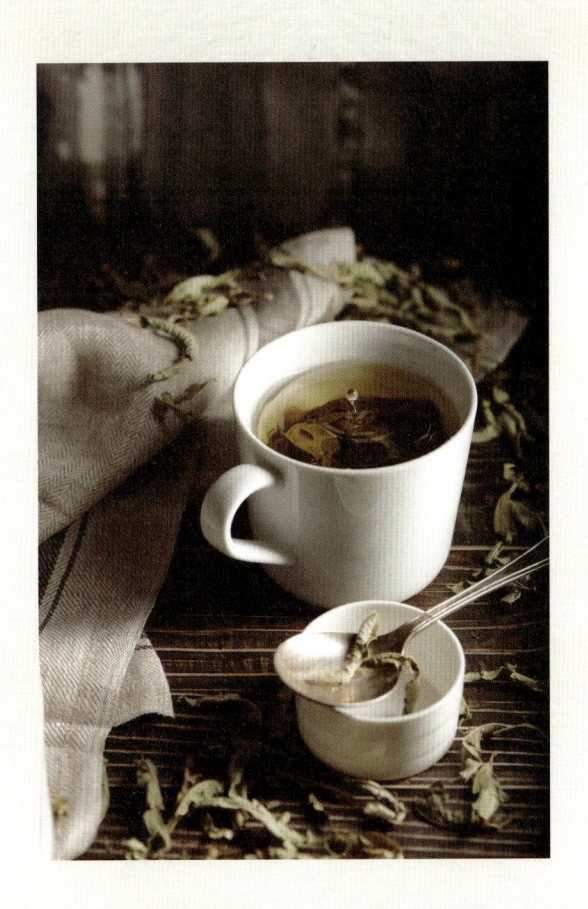

- 舒緩安神、助消化 -

Herbal tea 04

羅馬洋甘菊茶

洋甘菊是歷史悠久的藥用植物,具有特殊的療癒特質,主要用以鎮定舒緩、緩解焦慮、抗發炎、止痙攣。花茶飲用得以消炎緩敏,安神助消化。

| 飲用禁忌 |
・孕期飲用時,請稀釋

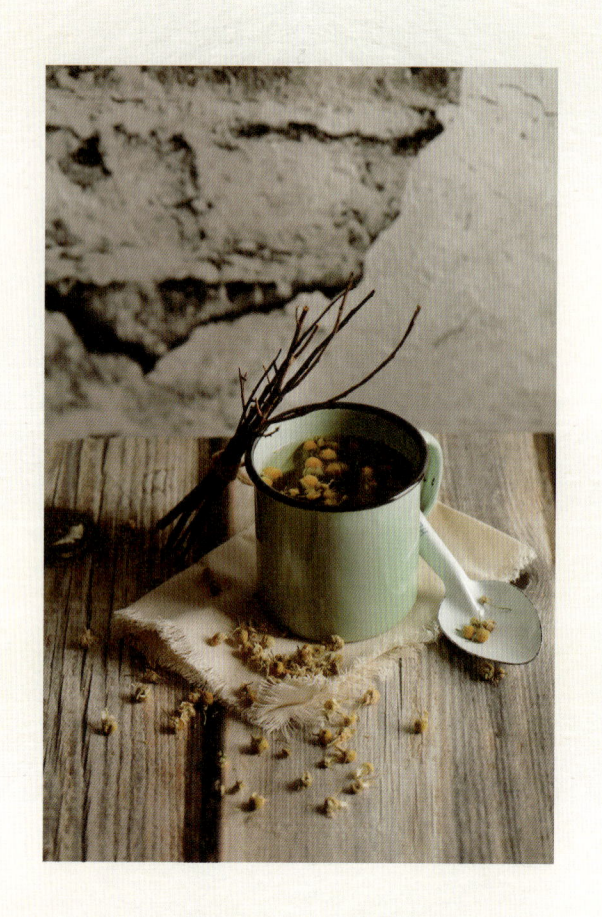

- 養顏、軟脂消疲勞 -

Herbal tea05
甜菊葉茶

甜菊葉蘊含低熱量甜菊素的甜味物質，具砂糖百倍甜味，可代替糖類產品，飲用花茶能增進活力、養顏、軟脂、消除疲勞、調整血糖。可用以搭配其他花茶，以增加甜味口感。

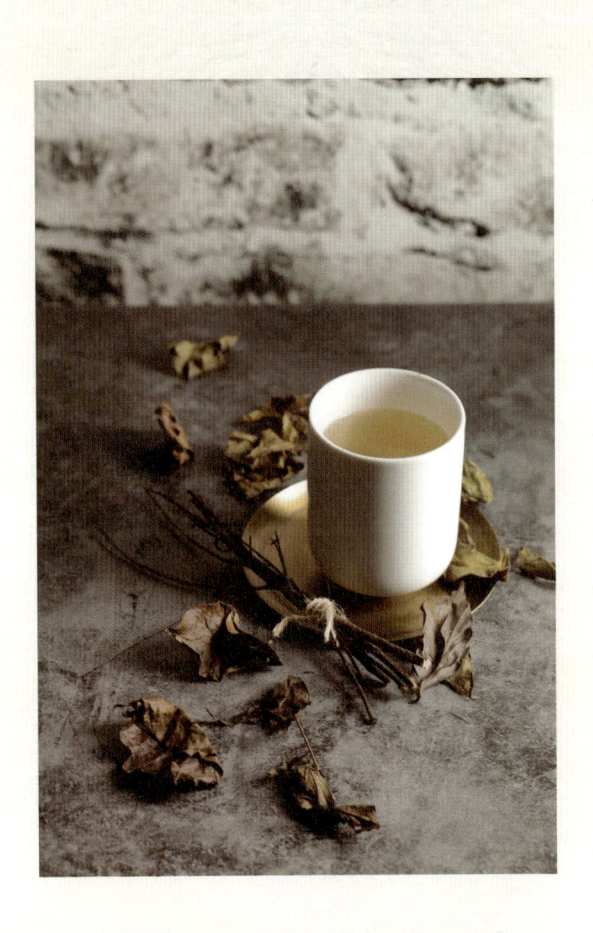

|飲用禁忌|
· 孕期避免飲用

- 提神、健胃消脹氣 -

Herbal tea 06
薄荷葉茶

薄荷味辛性涼、祛風促發汗,用作茶飲得以提神醒腦、興奮中樞神經、抑制平滑肌收縮,幫助健胃消脹氣。

| 飲用禁忌 |

・孕期、哺乳期避免飲用
・夜晚避免過度飲用

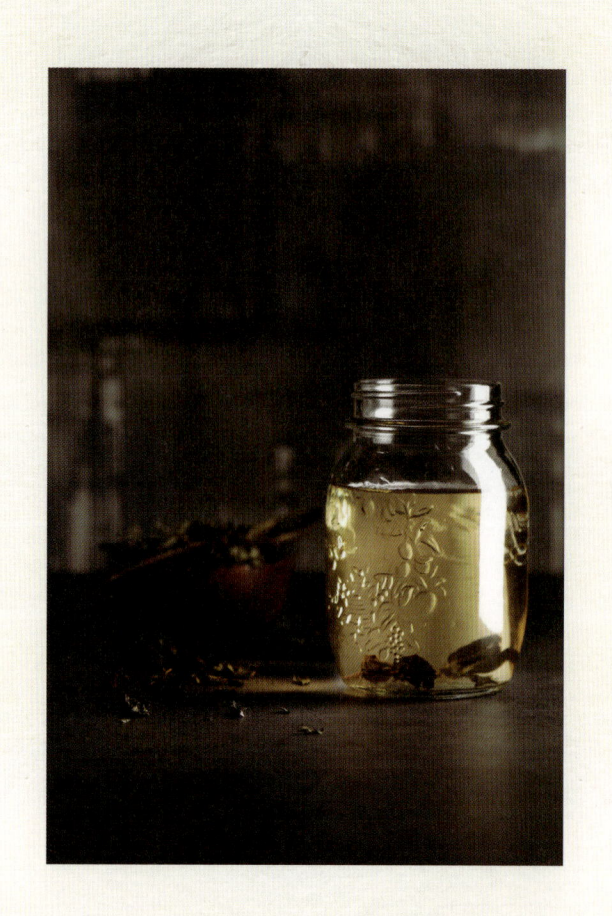

滋潤、促循環的香料浸泡油製作

早在數千年前香氣就廣泛應用在生活調味中，除了為飲食增添樂趣，更激盪著我們的感官味蕾。然而你不知道的是⋯氣味的擷取也可以透過浸泡方式取得哦！經過油質的浸泡，植物香氣能夠全然釋放於油品之中，並作為皮膚的保養或作為口漱油質，讓我們一起來製作吧！製作浸泡油脂時，可依需求調製所需，以下針對皮膚照護分為「滋潤」、「促循環」兩類主軸。

希望滋潤養護者⋯

可以浸泡乾燥的玫瑰（抗老回春）、羅馬洋甘菊（鎮靜止癢）、金盞花（消炎滋潤）、紫草，也可取新鮮的迷迭香、茶樹細枝，或薰衣草、橙花、桂花⋯等作為油浸入料的選擇。

希望促進循環者⋯

可添加磨碎的種子或根莖，例如薑、黑胡椒、薑黃⋯等，又或者使用香拓包內的材料，例如：以活血化瘀的川芎、艾草（艾絨）及紅花，也十分合適用來萃取製作哦！另外，亦可在中藥房內購買結晶的樹脂－乳香及沒藥（需請店家協助磨成粉末），取之浸泡得以獲得極具特色的油脂香氣，不僅極具保護特性，更能周全肌膚照護。

一般市售、肌膚專用最為大宗之基礎油脂為橄欖油，然而橄欖油分子稍大，不見得適合灣盛夏的時節，恐有堵塞毛孔之疑慮。故建議可以對半稀釋橄欖油，以甜杏仁油或荷荷芭油替代。

|浸泡小秘訣|

香料浸泡需預備寬口玻璃瓶罐，放入已處理好的植材，直接倒入基礎油脂，放置微陽窗邊（陽光勿直射），約莫 6-8 週即可以漏網或沙袋，瀝出已吸收精華的浸泡油脂，放置陰涼處儲存，視需要使用即可。

濃厚聖約翰草浸泡油

| 材料 |

橄欖油 800ml + 荷荷芭油 200ml　　地黃 30g
聖約翰草 100g　　　　　　　　　乳香 30g
當歸 30g　　　　　　　　　　　 沒藥 30g
白芷 30g　　　　　　　　　　　 防風 30g

| 製作方式 |

將上述植材浸入 1000ml 的油中，放置約 2 個月後瀝出油脂，再浸泡第二批新植材，從製作到完成總共 4 個月，即可取得濃厚聖約翰草浸泡油，此款浸泡油可直接使用於筋骨肌肉痠痛之處，並用以消炎止痛且活血化瘀。

| 延伸應用 |

香料浸泡油也可以作為口漱油脂之用，多用以消炎、殺菌及止痛，並作為牙周之日常保健。可以使用上述喜愛的滋潤植材，再添加丁香（萬用的口腔保健用香草），只要用可食用的天然植物油脂浸泡即可哦！一般口漱基礎用油多建議選用橄欖油、芝麻油及葵花油。

| 口漱油使用方式 |

每次約莫 15ml，可於上午起床刷牙後或睡前刷牙後進行。請輕輕含在口裡讓油脂浸潤口腔，15 分鐘後將油吐掉即可！

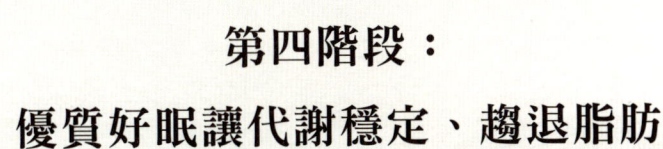

第四階段：
優質好眠讓代謝穩定、趨退脂肪

許多人會忽略，睡眠和胖瘦其實也有著密切關係，因為睡得好、睡得飽才能穩定神經系統、調整內分泌。人體循環通順正常了，有助於消水和排脂，基礎代謝率自主性提高，自然脂肪就不易留住囉。

但是對於充滿壓力與環境干擾的現代人來說，好好地睡一覺似乎很難，但它卻是長期影響你健康的首要元素，實在不可輕忽！我們可以透過芳療，輔助人體調整到好入眠的狀態，進而練習進入深層睡眠，久而久之，細胞就能恢復正常的代謝速率，讓你比較不易老化、亦能增進軟脂排脂並恢復正常曲線。

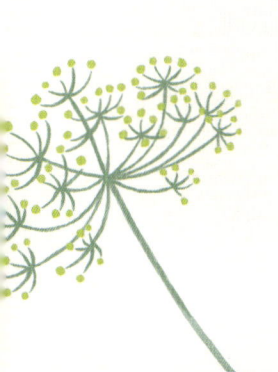

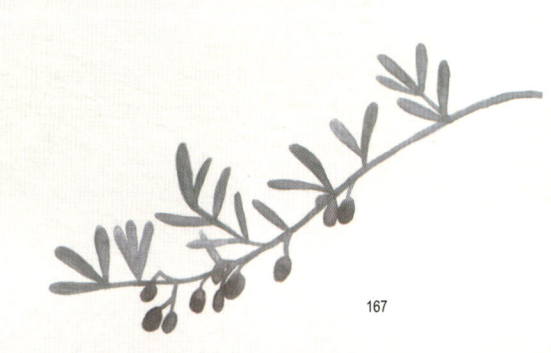

擁有足夠的睡眠是健康的必備要件，然而，「足夠」所意味的不是時間，應當是以「品質」論斷。人體的睡眠分為快速動眼期（REM）及非快速動眼期（NREM）兩期。非快速動眼期又可分成淺層睡眠期及深層睡眠期。當睡眠週期進入深層睡眠期時，人體的心跳、呼吸與腦部消耗能量及身體血流量都會驟降，也唯有此時，人體大量血液被引導至肌肉，全身也才有充沛足夠的養分用以補充能量所需，並且進行組織與細胞⋯等修復。

紓壓安眠五步驟

我們可以善用芳療的自然元素，將有助於提升好的睡眠品質，其要素含括「五感共振」，從色調燈光、膚觸感受、氣味馨香、溫度體感、味覺饗宴⋯等，皆有助設定良好的睡眠，除了普遍論及、控制每日咖啡因攝取、白天不宜過度補眠、睡前3小時不宜施行激烈運動外，試著緩下腳步、隨我進入這安穩沉靜的舒眠場域吧！

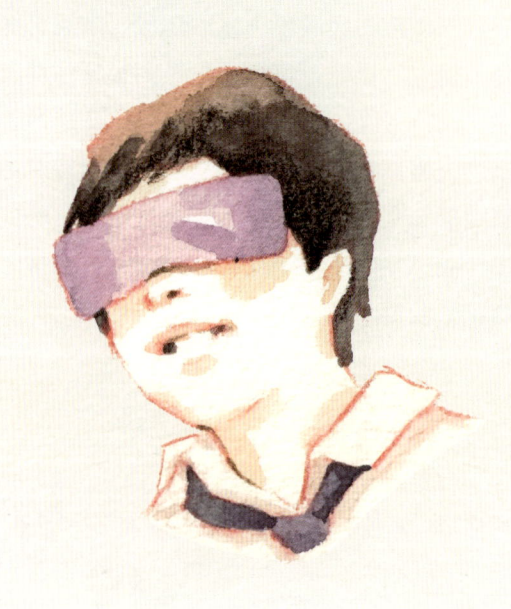

{ Step1 } 調整居家的色調燈光

色彩療法（Colour Therapy）是一種古老的療癒知識，從悠久的歷史記載中發現，色彩療法曾在古印度、中國和埃及風行。早在1940年，俄國著名的科學家克拉寇夫（S.V. Krakov）就已針對色彩療法進行多次研究。研究發現、不同的色譜波長將導致人體神經系統的不同呼應，例如紅色善於產生情感、挑動感官覺醒，而藍色得以鎮定並鬆弛緊繃或焦慮，白色得以使人感到自在與放鬆。

結合現代科學研究佐證皆指出綠色、藍色…等冷色調有助於緩解中樞神經過度跳躍，有助安眠。而紅色、橘色、黃色…等暖性或亮系色調則將激勵神經波動，不僅易於誘發腎上腺分泌，更容易影響睡眠品質。有趣的是，英國旅遊網站Travelodge也曾以2000組家庭做過調查，發現使用藍色寢具的家庭最能獲得良的睡眠品質，大家不妨當成小參考。

而燈光之於睡眠的影響更是不容小覷，人體休憩除了依循健康狀況、仰賴恆定機制外，主要啟動睡眠機制的是大腦邊緣系統內的松果體（Pineal gland），松果體所釋放的褪黑激素（Melatonin）主要作為日夜生理時鐘的依據，得以喚醒副交感神經用以轉換交感神經運作，當副交感神經運行，人體警覺將逐漸減弱，呼吸趨於平緩、緊繃的肌肉得以放鬆，胃腸消化這才開始促進。

褪黑激素的釋放全憑藉光亮的刺激，透過視神經的傳導提醒、讓深藏在腦內的松果體得以運行，早期人們日出而作日落而息，松果體能夠憑藉太陽的升起減少褪黑激素的釋放，讓交感神經得以掌控，啟動人體活力並增加動能與專注力。待時近傍晚、松果體將因感受到光線逐漸減弱，而增加釋放褪黑激素的供給。退黑激素將透過血液運行全身，不僅作為生理時鐘的依據，更是人體強效的抗氧化劑，能協助清除有害自由基並協助人體之新陳與代謝。

* 這樣做,讓你好眠!

為營造良好舒適的睡眠環境,需在傍晚之後逐漸減少光源的刺激,無論是看電視、手機⋯等都是光源的刺激。比方如果你在家裡,可於睡前的每隔 1 小時關閉一處光源,如此即可使人體本能回歸,為舒適好眠預作準備。當睡眠進行時,請務必「關閉所有光源」,否則任何一絲微弱光線都將導致松果體作出錯誤判斷,而影響睡眠及人體健康,或許肥胖也將因此尾隨哦!

{ Step2 } 讓膚觸感受舒適安穩

雖然粗布衣裳較為自然環保,更有助提升現代人感官刺激,然而為求沉靜好眠、被褥的舒適也將是必要性的,選擇柔軟、透氣、能排濕的寢具為重,因此棉、軟麻將會是較好的選項。另要注意定期洗滌,避免塵蟎、髒汙刺激免疫系統,而影響了睡眠!

* 這樣做,讓你好眠!

洗滌居家被褥衣物時,可於柔軟精槽滴入 2-3 滴的純精油,已有研究顯示,能夠有效消滅塵蟎的精油有丁香、茶樹、甜茴香、迷迭香⋯等。

{ Step3 } 運用馨香氣味助眠

舒眠馨香得以選擇來至樹脂、木心或者花朵的氣息,這類精油多富含得以鎮定安撫的酯類成分。酯類分子得以協助安撫、鎮靜中樞神經,讓交感神經與副交感神經穩定交替,即可穩定日常所需,達到安定舒眠功效。

* 這樣做,讓你好眠!

你可以選擇乳香、沒藥、檀香、岩蘭草、馬鬱蘭、玫瑰、橙花、穗甘松或纈草,簡單滴 2-4 滴於木頭或任何可以附著精油的擺飾品上,當然倘若家中有擴香儀、擴香石或精油礦香器亦可滴入使用,藉香氣揮散、安神助眠。

{ Step 4 } 調整室內體感溫度

理想的室內溫度因各人主觀及需求而有差異，據研究指出、舒適的寢室溫度約莫在 22-25℃，而被窩溫度在 32-34℃時最容易入睡，研究團隊透過腦波檢查（Electroencephalograph, EEG）測量受試者睡眠時，腦神經細胞所產生的電位變化，其測量的睡眠結果顯示，受試者多數在 26℃的睡眠環境得以有最佳的睡眠品質。這是因為，人體在睡眠時之基礎代謝率會降低 10-20% 左右，體溫也會在熟睡之際從 37.1℃下降至 36.5℃，因此睡眠環境溫度不過高，但也不宜過冷。

* 這樣做，讓你好眠！

於入睡之前，先設定 23℃室溫，並開啟舒眠功能，如此冷氣得以恆溫運轉，於熟睡之際再逐漸回升室溫至 26℃，即能營造一個優質舒適的睡眠環境。

{ Step 5 } 晚餐後一杯花草茶有助安神

有助睡眠的味覺，在這裡指的不是美食饗宴，而是用花草茶飲輔助人體安神鎮定，前段香草茶飲介紹的羅馬洋甘菊、玫瑰或薰衣草都是很好的選擇，皆得以於晚餐 1 個小時之後飲用，藉由花草茶之暖心舒壓特性，享受夜晚時光的沉靜安適。

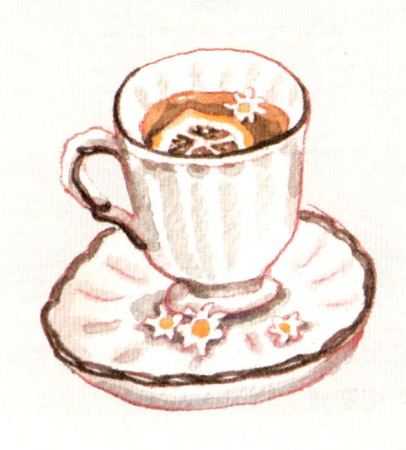

＊這樣做，讓你好眠！
或許你會擔憂花茶飲用會增加夜尿頻率而干擾睡眠，然而事實證明、細胞於睡眠時所進行的新陳代謝猶然需要水份供給，花草浸泡茶飲亦不似茶葉般具利尿特性，所以不用太擔心，只要於睡前提前 2-3 小時適量飲用，即便無妨！

{ Step6 } 維護呼吸好品質
呼吸與睡眠品質息息相關，唯有深沉平穩的呼吸得以穩定安撫人體中樞神經，藉由神經和諧以增進睡眠安適。人體呼吸簡單以兩種方式呈現：胸式呼吸及腹式呼吸。

胸式呼吸為吸氣時胸腔鼓起，牽連推動肩膀上提，其呼吸形態過於短促，且易造成肩頸僵硬，並因氧氣吸取不足，容易形成胸悶與細胞缺氧現象。而腹式呼吸為全球公認標準之呼吸方式，氧氣藉由鼻腔進入氣管、支氣管，於肺泡處進行氧氣與二氧化碳之氣體交換，當腹式深呼吸行進，介於胸腔與腹腔的橫膈膜將下降，而腹部將因此拱起凸出，則吐氣的時候腹部可稍許用力，讓橫膈膜上提。吸吐可緩慢延長至吸氣 6-8 秒、吐氣 8-10 秒，不僅供給人體氧氣所需，並且透過橫膈膜與腹腔的協力，增進腹腔肌力，更有助腹部脂肪軟化代謝哦！

隨著輕柔音樂更好眠

夜深了⋯莫論世俗煩囂，都應當消彌排除各種擔憂與煩惱，好好進入夢鄉，為明天的活力儲備能量。

隨著睡眠的重要性被突顯，多個國家的睡眠協會都不約而同地提出音樂的影響性，音樂治療相關研究指出，舒眠的音樂應當著重於紓壓放鬆，

相關音樂原則即含括樂音輕柔、節奏穩定、結構組成多以弦樂或大自然合聲，避免銅管樂器或打擊樂器使用，只要簡單搜尋鍵下舒眠音樂，必將有綜多建議提供所需。其實不管何種音樂選擇、只要能夠讓你於聆聽時得以降低心跳速率、放空壓力反應、降低主觀焦慮，則情緒身心得以舒緩，即是舒適睡眠的重點所需。

就我而言、我喜愛於睡前播放輕柔的樂聲，沒有歌唱、僅有簡單的節奏或者純粹的大自然樂章，閉眼凝聽猶如置身悠靜山林，空間迴盪著大地律動的氣息，感受山濤水色、雲霧風徐，偶爾躍入的蟲鳴鳥叫，鮮活了腦海裡的畫面，更吹撫驅逐那整日的疲憊。

此刻得你在哪兒？現在的你好嗎？在夜深人靜的時刻，不妨好好審視自己，開啟與身體細胞的對話，透過呼吸的調整，啟動塑身冥想的秘密法則！當準備好了，就讓以下連結的冥想音檔，帶領您一同踏上塑身舒眠的旅程吧！

芳療塑身：

先減壓再消脂，重塑身心找回曼妙體態

作者 ──────── 鄭雅文
主編 ──────── 蕭歆儀
特約攝影 ────── 王正毅
插畫 ──────── 詹筱帆、Nina
封面與內頁設計 ── megu
印務 ──────── 黃禮賢、李孟儒

副總編 ──────── 梁淑玲、林麗文
主編 ──────── 蕭歆儀、黃佳燕、賴秉薇
行銷企劃 ────── 莊晏青、陳詩婷

社長 ──────── 郭重興
發行人兼出版總監 ─ 曾大福

出版 ──── 幸福文化
地址 ──── 231 新北市新店區民權路 108-1 號 8 樓
粉絲團 ── https://www.facebook.com/Happyhappybooks/
電話 ──── (02) 2218-1417
傳真 ──── (02) 2218-8057

發行 ──── 遠足文化事業股份有限公司
地址 ──── 231 新北市新店區民權路 108-2 號 9 樓
電話 ──── (02) 2218-1417
傳真 ──── (02) 2218-1142
電郵 ──── service@bookrep.com.tw
郵撥帳號 ─ 19504465
客服電話 ─ 0800-221-029
網址 ──── www.bookrep.com.tw
法律顧問 ─ 華洋法律事務所 蘇文生律師

印製 ──── 凱林彩印股份有限公司
地址 ──── 114 台北市內湖區安康路 106 巷 59 號 1 樓
電話 ──── (02) 2794-5797

初版二刷　西元 2018 年 9 月
Printed in Taiwan
有著作權　侵犯必究

國家圖書館出版品預行編目 (CIP) 資料

芳療塑身：先減壓再消脂，重塑身心找回曼妙體態
/ 鄭雅文著 . -- 初版 . -- 新北市：
幸福文化出版：遠足文化發行, 2018.09
　面；　公分
ISBN 978-986-96680-1-9(平裝)
1. 芳香療法 2. 香精油 3. 按摩 4. 塑身

418.995　　　　　　　　　　　　　107010464

LIGHT-OF-NATURE

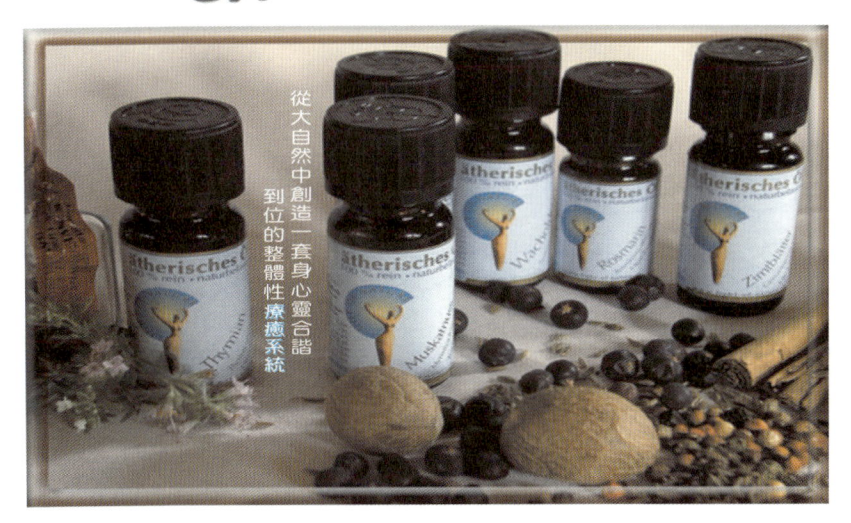

從大自然中創造一套身心靈合諧
到位的整體性療癒系統

來自德國會呼吸的精油

LIGHT OF NATURE創始人為德國煉金學家史丹納博士DrRudolf Steiner，創立於1982年德國中南部的Vogel Sberg地區，原名「植物世家」，堅持以地球之母的象徵，給於溫暖堅毅的保護，及天地萬物精華所賦予的生命能量來製作精油與保養品

NAHA國際芳療師 1 階培訓課程~~招生中

National Association for Holistic Aromatherapy美國國家整體芳療師協會，創立於1990年，是全美最大的芳療師協會，專門推廣芳香療法的專業研究以及審核專業芳療師的教育培訓。循序漸進並透過專業有條理的課堂導引，帶您穩扎穩打進入芳香療癒殿堂。

適合對象：
- 在職美容師、芳療師想提升專業能力成為芳療師資
- 對芳香舒壓與照護有興趣的醫護從業人員、保母、專業照護者
- 培養第二專長

凡購買本書持此書卷報名課程贈送德國原裝進口Light of Nature有機精油
歡迎來電洽詢~服務諮詢電話：02-22550767

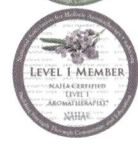

Light of Nature
台灣區總代理/弘豐興業股份有限公司
服務諮詢電話：02-22550767　新北市板橋區文化路二段518號7樓

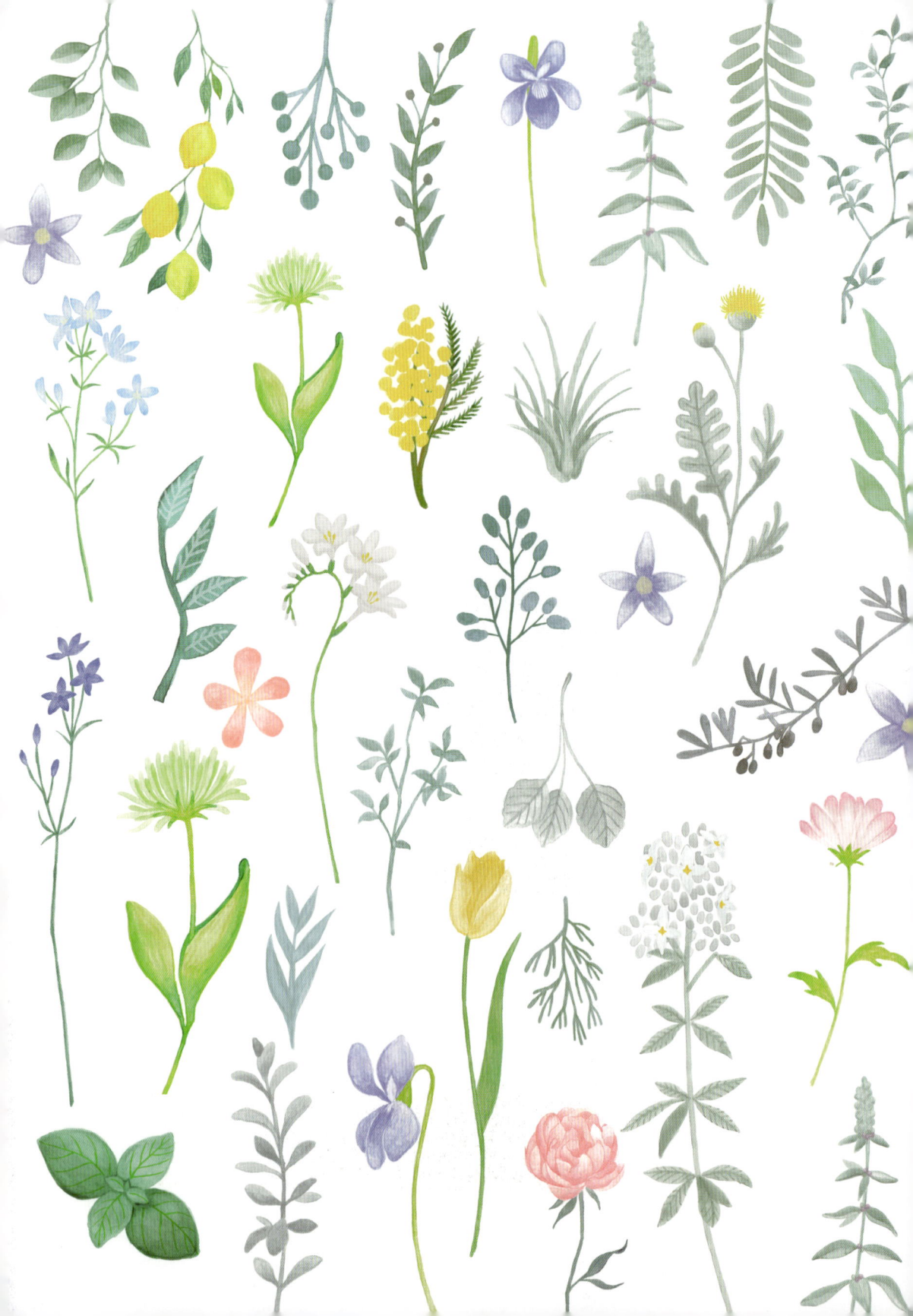